INES ALBRECHT-ENGEL

Geburtsvorbereitung und Geburt

Entspannung und innere Balance, Massagen und Atemübungen

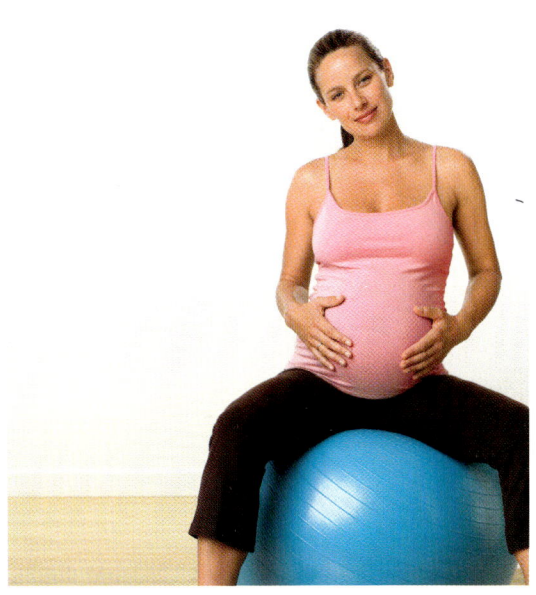

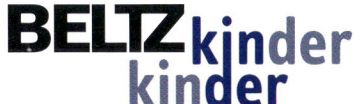

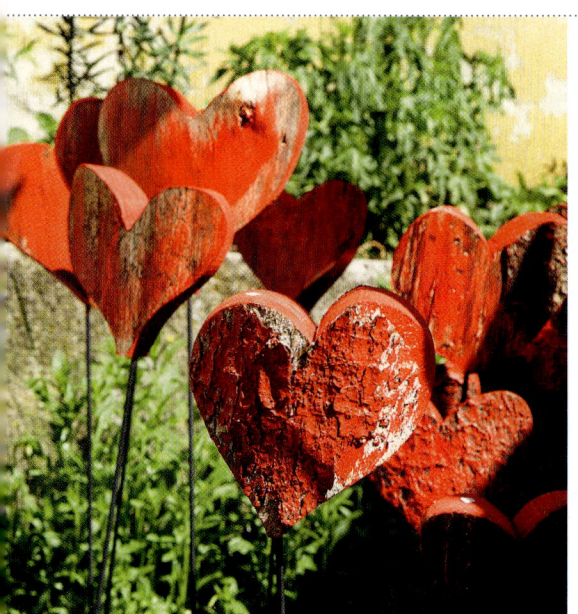
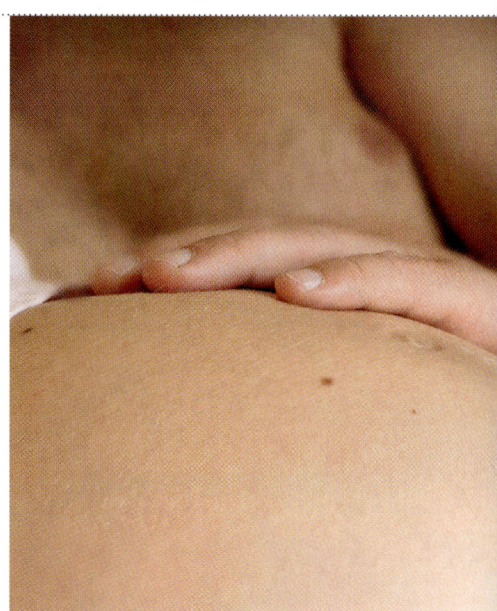

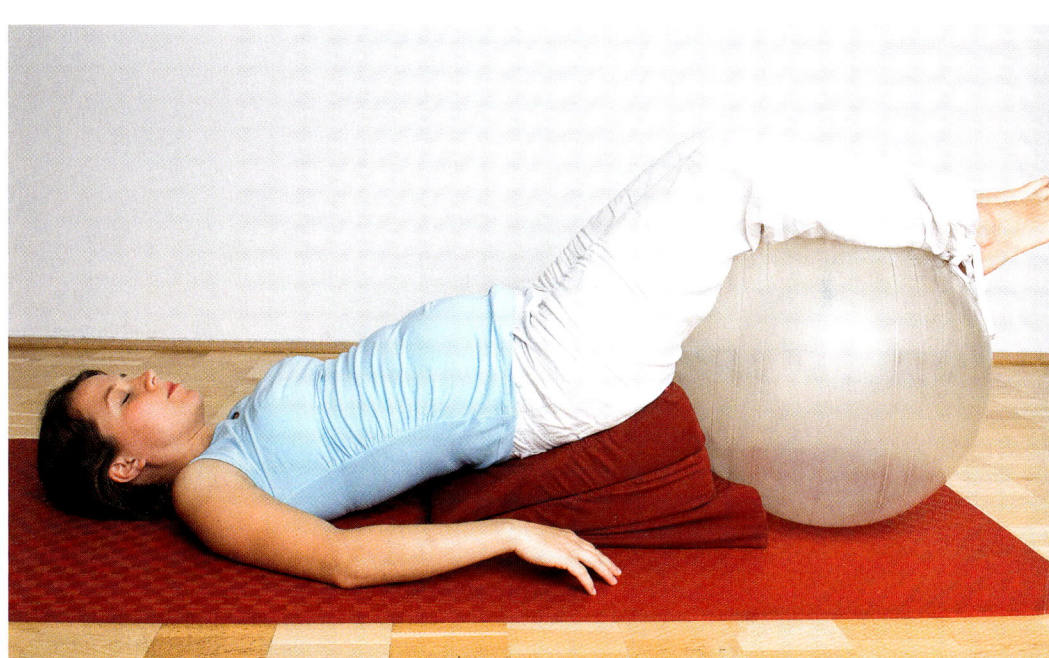

Herzlichen Glückwunsch zu Ihrer Schwangerschaft!

Es beginnt die spannendste Zeit Ihres Lebens!

Dieses Buch ist für Sie geschrieben, um Sie optimal auf die Geburt vorzubereiten. Seit mehr als 30 Jahren setzt die GfG, Gesellschaft für Geburtsvorbereitung – Familienbildung und Frauengesundheit, in der Geburtsvorbereitung in Deutschland Maßstäbe.

Unsere Überzeugung ist: Für eine umfassende Vorbereitung reicht nicht das Erlernen einer Atemtechnik oder anderer isolierter Methoden. Sie müssen vielmehr in allen, auch unerwarteten Situationen flexibel reagieren können – und sich auf die jeweilige Situation einlassen. Der Umgang mit der Geburt ist zuallererst Einstellungssache. Um die eigene Einstellung zu finden, vielleicht zu ändern, ist der Austausch mit anderen werdenden Eltern, wie er im Geburtsvorbereitungskurs stattfindet, besonders hilfreich. Dieses Buch kann daher auf keinen Fall den Kurs einer GfG-Geburtsvorbereiterin® ersetzen. Es bietet aber Ersatz, falls Sie keinen Kurs belegen konnten oder Ihr Geburtsvorbereitungskurs Ihnen nicht zusagt. Und vor allem können Sie das Buch zusätzlich zu einem Kurs zum Nachlesen und Nachschlagen für Ihre Übungen und Fragen zu Hause nutzen.

Haben Sie keinen GfG-Geburtsvorbereitungskurs® besucht, so empfehle ich Ihnen, nach der Geburt z. B. die GfG-Familienbegleitung® (Seite 136). Denn dann werden erst recht viele Fragen und Unsicherheiten auf Sie einstürmen. Eine Gruppe, in der alle diese Fragen Platz und Raum haben, in der Sie sich mit anderen Müttern oder Eltern austauschen können, in der Sie für sich (mit Rückbildung) und für Ihr Baby (z. B. mit Babymassage) etwas tun können, ist dabei eine unverzichtbare Hilfe.

Versuchen Sie, mit vielen Paaren in der gleichen Situation Kontakt aufzunehmen. Sie werden feststellen: Es gibt viele Wege zum Ziel – und jeder muss seinen eigenen gehen.

Für Schwangere gibt es heute eine Flut von Informationen, aus denen sie wählen können. Um Entscheidungen bewusst treffen zu können, sollten Sie herausfinden, was Ihnen wichtig ist. Die fachlichen Informationen bietet Ihnen kurz gefasst dieses Buch.

Vor allem aber liegt mir am Herzen, dass Sie Ihre Schwangerschaft genießen können und dass die Geburt Ihres Kindes nicht nur das einschneidendste Erlebnis Ihres Lebens wird – denn das wird es ganz bestimmt –, sondern auch das beeindruckendste und bedeutendste.

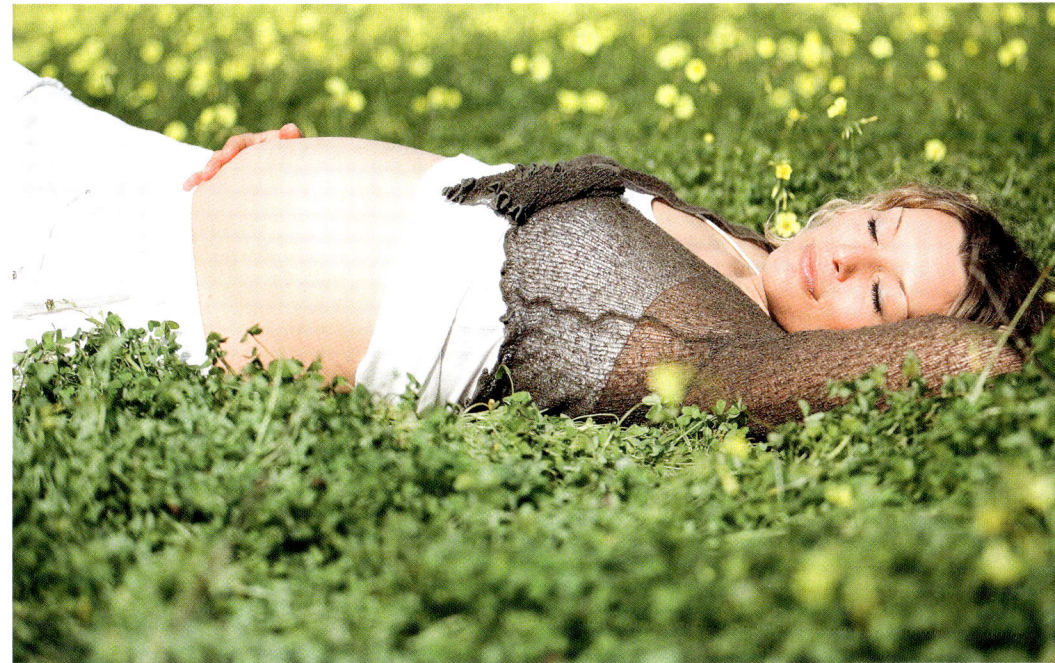

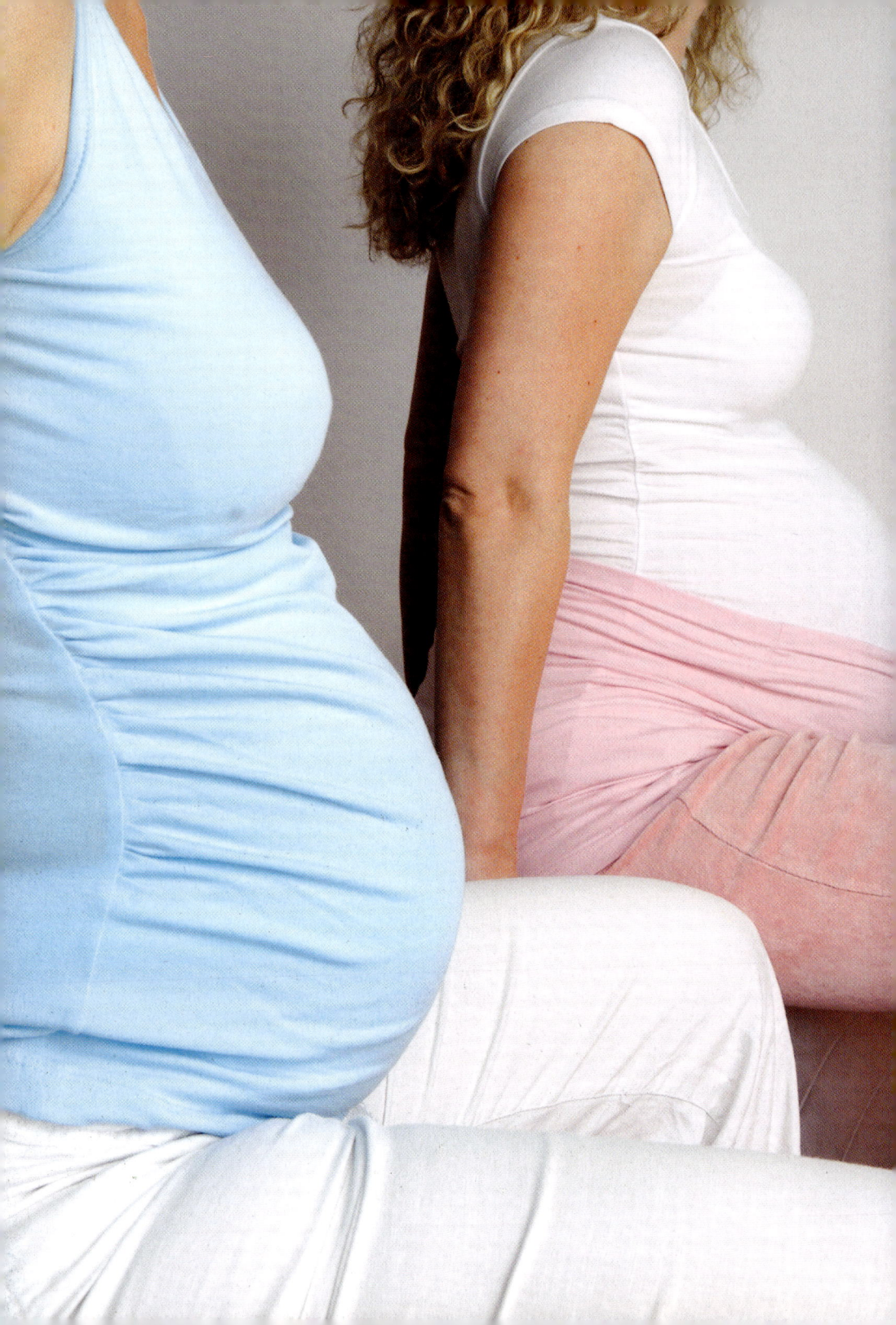

Geburtsvorbereitung – warum und wie

Wir möchten Sie in Ihrer Schwangerschaft begleiten und das Vertrauen in Ihren Körper, Ihr Gespür für die Veränderungen und für Ihre Bedürfnisse stärken.

Sie brauchen für die Geburt kein Fitnesstraining. Eine Geburt ist zwar eine Höchstleistung, doch Ihr Körper ist optimal darauf ausgerichtet. Er passt sich neun Monate lang der Schwangerschaft und der bevorstehenden Geburt an, und er kennt den Geburtsablauf sozusagen »automatisch«.

Dieses Buch möchte Ihre Zuversicht und Ihr Vertrauen stärken, dass Ihr Körper alle notwendigen Voraussetzungen für die Schwangerschaft, die Geburt und das Stillen besitzt.

Geburtsvorbereitung bedeutet daher vor allem, die Veränderungen in der Schwangerschaft zu begleiten und sich auf das große Ereignis Geburt einzustellen. Das Gespür für die körperlichen Vorgänge und Bedürfnisse wird Ihnen dabei helfen, nicht aber ein aufgesetztes Muskeltraining.

Lassen Sie sich ein auf das Abenteuer Geburt.

Geburtsvorbereitungskurse sind sehr unterschiedlich. Informieren Sie sich, bevor Sie sich entscheiden. Die folgenden Fragen sollen Ihnen helfen, den für Sie richtigen Kurs zu finden:

Wie finde ich einen guten Geburtsvorbereitungskurs?

> Paarkurse gibt es viele, aber wird der Partner auch wirklich mit Partnerübungen und »Väterthemen« einbezogen? Werdende Väter fühlen sich oft als »Anhängsel«, wenn die Kursleiterin sie nicht einbezieht.
> Gehen Sie allein, dann suchen Sie sich einen Kurs nur für Frauen.
> Drei Bereiche sollte ein Kurs beinhalten:
> Körperarbeit mit Atemübungen, Entspannung und Körperübungen, z. B. gegen Beschwerden;
> Informationen über Schwangerschaft, Entwicklung des Kindes, Geburtsverlauf und mögliche Abweichungen sowie über die Zeit nach der Geburt und das Stillen;
> Austausch, um die Erfahrungen anderer kennenzulernen.

> Sind Sie sportlich sehr aktiv und möchten sich auch während der Schwangerschaft viel bewegen, dann sollten Sie dies zusätzlich zum Geburtsvorbereitungskurs tun. Informieren Sie sich über spezielle Kurse für Schwangere wie Schwimmen, Gymnastik, Yoga oder Bauchtanz in Ihrer Nähe.

> Achten Sie auf die Gruppengröße. Mehr als zehn Paare im Kurs sind zu viel für den Austausch untereinander.

> Wenn Sie in der letzten Phase der Schwangerschaft eine gute Begleitung und eine intensive Vorbereitung suchen, sind 14 Stunden (meist 7 Abende) sehr knapp. Es gibt auch Kurse, die länger dauern, dann aber auch etwas mehr kosten. Besonders zu empfehlen sind Kurse, die nach der Geburt mit einem Programm für Eltern (z.B. Familienbegleitung und Rückbildung) fortfahren.

Ein Wochenende sollten Sie nur belegen, wenn es für Sie und Ihren Partner zeitlich nicht anders möglich ist. Ein Kurs, der über mehrere Wochen geht, gibt Ihnen Zeit zum Üben und Ausprobieren, und Sie haben länger Zeit, um Kontakte mit anderen Paaren aufzubauen. Alle Inhalte eines guten Geburtsvorbereitungskurses und zudem ein echter Partnerkurs werden Ihnen garantiert, wenn Ihre Kursleiterin eine anerkannte GfG-Geburtsvorbereiterin® ist.

Ist ein Wochenendkurs sinnvoll?

Ein Kurs in einer Klinik ist nicht »neutral«, denn er wird immer auf das Krankenhaus abgestimmt sein und eher keine Hinweise z.B. über verschiedene Geburtsmöglichkeiten und -orte beinhalten. Wer sich allerdings schon umfassend über die Unterschiede, bspw. wann und wie ein Kaiserschnitt gemacht wird, informiert hat, für den kann die Vorbereitung im gewählten Krankenhaus sinnvoll sein. Fragen Sie andere Eltern nach ihren Erfahrungen mit verschiedenen Geburtsvorbereitungskursen und entscheiden Sie danach, was Ihnen wichtig ist.

Früh genug beginnen

Mit Beginn der Schwangerschaft bereitet sich Ihr Körper auf die Veränderungen der Schwangerschaft und auf den großen Augenblick der Geburt vor. In den ersten Wochen und Monaten sind Sie sicher mit dem Gedanken, ein Kind in sich auszutragen und Mutter zu werden, beschäftigt. Doch auch Vorstellungen zur Geburt werden schon auftauchen und die Frage, wie Sie damit fertig werden.

> Unter Geburtsvorbereitung versteht man nicht nur die direkte Vorbereitung auf die Geburt, sondern ebenso, den Körper in seinen Veränderungsprozessen zu unterstützen. Sie sollten die Chance der Schwangerschaft nutzen und einige geburtsvorbereitende »Übungen« in Ihren Alltag einbauen. Dabei geht es vor allem um Ihre Haltung und Ihre Bewegungen, Ihren Beckenboden und Ihren Atem.

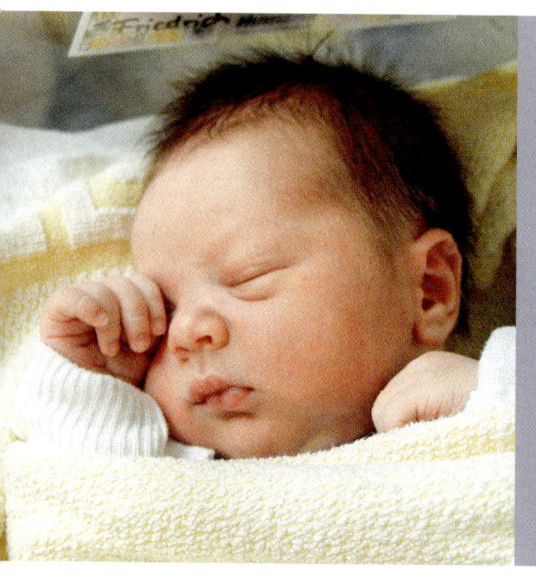

Hören Sie sich nur Geschichten an, die von positiven Geburten berichten. Viele Menschen neigen dazu, Geburtserlebnisse im Nachhinein zu dramatisieren. Das klingt ja spannender und interessiert die Zuhörer meist mehr. Lassen Sie »Horrorgeschichten« an sich vorbeiziehen. Geburt ist etwas Aufregendes und Einmaliges, und es ist ein wunderschönes Ereignis: Sie werden Ihr Kind gebären! So wie es Millionen von Frauen vor Ihnen getan haben.

> Im Vordergrund stehen immer Selbstwahrnehmung und bewusste Veränderungen. Spüren Sie, was Ihnen gut tut und was nicht so günstig für Sie ist. Zwei Beispiele:

> Sie stehen in einer Schlange an der Kasse des Supermarktes und spüren, dass Ihr Rücken zu schmerzen beginnt: Suchen Sie eine rückenschonende Haltung, z.B. beugen Sie sich vornüber und stützen Ihren Oberkörper auf dem Griff des Einkaufswagens ab, dabei geben Sie in den Knien leicht nach.

> Sie sind in einer Sitzung und hatten keine Zeit, sich optimal vorzubereiten. Sie nehmen wahr, dass Ihre Schultern hochgezogen sind und Sie schnell und flach atmen. In dem Moment, da Sie das an sich wahrnehmen, können Sie es schon ändern: Schultern fallen lassen, den Atem ruhig und langsam in Richtung Bauch fließen lassen und bewusst möglichst durch den Mund ausatmen.

Durch die Wahrnehmung Ihres Körpers im Alltag lernen Sie ganz schnell, Haltung, Bewegung und Atem bewusst zu verändern. Je früher Sie damit anfangen, desto selbstverständlicher wird es für Sie: Nicht nur in der Schwangerschaft und bei der Geburt, sondern in Ihrem weiteren Leben können Sie davon profitieren. Das verlangt keinen großen Aufwand, Sie müssen nur daran denken. Und nun einige kleine Übungen, die Ihnen von Anfang an helfen und Sie auf die Geburt vorbereiten.

Haltung

Mit richtigem Stehen und Sitzen können Sie Verspannungen, Rücken-, Schulter- und Nackenschmerzen vorbeugen. Darum ist es so wichtig, auf die Haltung zu achten und sie immer wieder zu verändern. Machen Sie die folgende Übung öfter in Ruhe, dann können Sie bald überall schnell und unauffällig kleine **Haltungskorrekturen** vornehmen.

Mit Ihrer Haltung können Sie Verspannungen und Schmerzen verhindern.

Stellen Sie sich zunächst aufrecht so hin, wie Sie gewöhnlich stehen. Und nun beobachten Sie sich, beginnend bei den Füßen:

> Wo lastet mein Körpergewicht am stärksten auf den Füßen?
> Wo haben meine Füße mehr, wo weniger Kontakt zur Unterlage?
> Wie würde ein feuchter Abdruck des Fußes aussehen?
> Fühle ich mich so sicher und standfest?
> Sind meine Knie durchgedrückt oder leicht gebeugt?
> Wie spüre ich mein Becken? Ist es gekippt, stehe ich also sehr im Hohlkreuz und der Bauch zieht nach vorn, oder ist es eher aufgerichtet, eher weich und etwas nach vorn geschoben?
> Und dann die Schultern: Sind sie hochgezogen, nach hinten oder nach vorn gedrückt?
> Wie ruht mein Kopf auf dem Hals?

So wie Sie von unten nach oben Ihrer Haltung nachgespürt haben, gehen Sie jetzt noch einmal von unten nach oben mit Ihrer Wahrnehmung und probieren aus, wie Sie Ihre Haltung verbessern können.

Stellen Sie die Füße hüftbreit auseinander und verlagern Sie Ihr Gewicht, mal mehr zu den Zehen, mal mehr zu den Fersen, mal zu den Außen-, mal zu den Innenkanten. Ganz langsam pendeln Sie sich ein, sodass Sie angenehm aufrecht stehen. Ziehen Sie die Innenknöchel der Füße ein wenig nach oben wie an einem Faden vom Innenknöchel zum Kniegelenk. Das Gewicht wird dabei minimal auf die Außenkante Ihrer Füße verlegt.

Als Nächstes drücken Sie Ihre Knie richtig fest durch und lösen dann mit dem Ausatmen die Anspannung und lassen die Kniegelenke ganz weich, ganz leicht gebeugt.

Spüren Sie, wie sich die Stellung Ihres Beckens verändert, wenn Sie in den **Knien nachgeben**? Das Hohlkreuz ist dann nicht mehr so ausgeprägt, Ihr Becken ist jetzt aufgerichtet.

Um ein Gespür für Ihr Becken zu bekommen, bewegen Sie es leicht nach rechts und nach links, nach vorn und nach hinten, und dann kreisen Sie, lassen die Kreise immer kleiner werden und finden »Ihre Mitte«, den richtigen Schwerpunkt für Ihr Becken. (Es kann gut sein, dass Sie durch die Schwangerschaft etwas aus Ihrem Gleichgewicht gekommen sind.)

Kreisen Sie ebenso leicht mit Ihrem Oberkörper, bewegen Sie ihn vor und zurück und finden Sie auch hier Ihre Mitte.

Nun ziehen Sie die Schultern Richtung Ohren und lassen sie laut ausatmend wieder fallen. Kreisen Sie mit den Schultern, vor und zurück. Indem Ihre Kreise wieder kleiner werden, finden Sie die Stelle, an der Ihre Schultern ganz ohne Anstrengung und Anspannung ruhen: nicht hochgezogen, nicht heruntergedrückt und nicht nach vorn oder hinten gedrückt.

Zum Schluss bewegen Sie Ihren Kopf leicht vor und zurück und finden auch hier wieder den Punkt, an dem Ihr Kopf so auf dem Hals ruht, dass Sie sich nicht im Nacken verspannen.

Stellen Sie sich jetzt einen Faden oben an Ihrem Hinterkopf vor, der Sie wie eine Marionette hochzieht. Wenn Sie sich mit dieser Vorstellung aufrichten – dabei weich in den Knien bleiben, die Schultern unten lassen –, dann spüren Sie sicher, dass sich Wirbelsäule, Hals und Nacken strecken.

Haben Sie diese Übung ein paarmal durchgeführt, werden Sie in Ihrem Alltag ganz bestimmt öfter auf Ihre Füße, Knie und

Weiche Knie sind wichtig für Ihr Gleichgewicht und gegen Rückenschmerzen.

Schultern achten und entspannter sitzen, stehen oder gehen. Oft reichen dann zur Lockerung ein bisschen Schulterkreisen, leichte Kopfbewegungen oder das Nachgeben in den Knien.

Mit dieser Vorstellung durch den Körper zu wandern ist auch beim Sitzen hilfreich. Wie schnell »sacken« wir zusammen, wenn wir eine Weile sitzen. Der »Marionettenfaden« am Hinterkopf kann uns da ebenso aufrichten wie das bewusste Sitzen auf den Sitzbeinhöckern. Lernen Sie also Ihre Sitzbeinhöcker als Hilfe für aufrechtes Sitzen kennen.

Sitzbeinhöcker erspüren

Sie sitzen auf einem Stuhl und spüren dabei die Knochen, auf denen Sie direkt sitzen. Sind Sie selbst »gut gepolstert«, hilft es, diese Knochen mit den Händen unter Ihrer Sitzfläche zu ertasten. Kreisen Sie nun mit Ihrem Becken um diese Sitzbeinhöcker. Als Nächstes bewegen Sie sich mal nach vorn, sodass Sie mehr vor den Sitzbeinhöckern sitzen, mal nach hinten, sodass die Auflagefläche dahinter liegt. Merken Sie den immensen Unterschied: Hinter den Sitzbeinhöckern sitzen Sie zusammengefallen mit rundem Rücken, während Sie auf bzw. vor den Sitzbeinhöckern automatisch gerade sitzen. (Zu weit nach vorn sind Sie allerdings wieder im Hohlkreuz!)

Indem Sie Ihre Haltung immer wieder korrigieren, Ihren Schwerpunkt neu finden, eine noch günstigere und bequemere Position ausprobieren, können Sie auf die Veränderungen Ihres schwangeren Körpers reagieren. Das Gefühl für seine Bedürfnisse verstärkt sich und ebenso Ihr Vertrauen, dass Sie und Ihr Körper zusammenarbeiten – eine wichtige Voraussetzung für die Geburt.

Wenn Sie sich angewöhnt haben, auf Ihr körperliches Wohlbefinden zu achten, so hilft Ihnen das im weiteren täglichen Leben;

Lernen Sie Ihre Sitzbeinhöcker als Hilfe für aufrechtes Sitzen kennen.

Schmerzen in Schultern und Rücken können Sie vermeiden, denn die richtige Haltung beugt Rückenproblemen und auch Problemen mit dem Beckenboden vor.

Beckenboden

Ihr Beckenboden, das sind die Muskelschichten, die Halte- und Stützfunktionen für die inneren Organe (wie Gebärmutter und Blase) haben. Sie sollen halten und »abdichten«. Bei der Geburt sollen sie aber gerade das Gegenteil: nachgeben und sich für das Baby öffnen. Deshalb ist es so wichtig, dass Sie selbst spüren können, wie der Beckenboden angespannt wird und wie er sich entspannt anfühlt. Auch das ist reine Übungssache. Die »unauffälligen« Beckenbodenübungen können Sie in Ihren Alltag einbauen.

Beckenbodenübungen sind ein sehr gutes Training für die Geburt, auch zur Vermeidung eines Dammschnittes. Sie sind aber ebenso wichtig für die Zeit danach, wenn sich alles zurückbildet. Zur Vermeidung einer Harninkontinenz (unkontrollierter Urinabgang), unter der Frauen nicht nur im Alter sehr oft leiden, sollten Sie den Beckenboden lebenslang und möglichst täglich mehrmals trainieren.

Der Beckenboden besteht aus einer Ringmuskulatur, die wie eine Acht um Scheide und After liegt. Es ist bei den Übungen daher wichtig, den vorderen Teil des Ringes um die Scheide anzuspannen (und loszulassen). Probieren Sie das mit der ersten Übung aus:

Anspannen – Entspannen

Spannen Sie die Muskeln um Scheide und After so an, als wollten Sie Urin aufhalten, denn die Toilette ist gerade besetzt. Halten Sie so einen Moment die Spannung und lassen Sie dann

Warum ist der Beckenboden so wichtig für die Geburt?

langsam wieder los. Mehrmals anspannen, entspannen. Je öfter Sie üben, desto besser geht's.

Außer dem bewussten kurzen Anspannen und Entspannen der Beckenbodenmuskulatur versuchen Sie wahrzunehmen: Wann ist mein Beckenboden angespannt, wann ist er entspannt? Achten Sie bei verschiedenen Gelegenheiten darauf, je nachdem, wie Sie sitzen, stehen oder sich bewegen.

Fahrstuhlübung

Stellen Sie sich vor, Ihr Beckenboden ist ein Fahrstuhl, und Sie sind im Erdgeschoss. Fahren Sie nun in den ersten Stock, halten kurz und fahren dann in den zweiten. Dort halten Sie wieder an, wenn es geht, fahren Sie noch in den dritten Stock, sonst Stockwerk für Stockwerk wieder hinunter. Halten Sie in jeder Etage kurz an. Wenn Sie wieder im Erdgeschoss sind, fahren Sie noch etwas tiefer in den Keller. Jetzt müsste Ihr Beckenboden total entspannt sein. Da er aber immer eine gewisse Grundspannung hat, ist es wichtig, zum Abschluss immer wieder in den ersten Stock zu fahren. Und: Achten Sie auf Ihren Atem, halten Sie ihn nicht an, sondern versuchen Sie, fließend aus- und einzuatmen. Wenn Sie das öfter geübt haben, können Sie sich in höhere Stockwerke vorwagen. Das Anhalten in jeder Etage beim Herunterfahren sollte aber auch klappen.

Verzweifeln Sie nicht, das ist nur am Anfang schwierig, häufige Fahrstuhlfahrten steigern Ihr Gefühl für den Beckenboden. Machen Sie die Übung, wann immer Sie daran denken: an einer roten Ampel, während Ihr Computer hochfährt, im Wartezimmer ...

Wenn Ihnen die Fahrstuhlübung zu langweilig wird, können Sie mit anderen Vorstellungen Ihren Beckenboden anspannen:

Blinzeln, Schreiben, Lieben

Versuchen Sie, den Beckenboden ausatmend einzuziehen, nehmen Sie die Spannung wahr und lösen Sie sie langsam wieder. Sie können auch mit dem Beckenboden blinzeln oder Zahlen oder Buchstaben schreiben. Und beim Liebesspiel können Sie den Beckenboden ganz aktiv einsetzen. Ihr Partner wird das ebenso spüren wie Sie – und es bestimmt mögen.

Atem

Wir neigen automatisch dazu, die Luft anzuhalten, wenn wir eine neue, schwierige Aufgabe erledigen. Damit das nicht passiert, wenn die Wehen kommen, sollten Sie auch das Atmen schon in Alltagssituation ausprobieren und üben. Der fließende Atem und das bewusste Ausatmen helfen Ihnen bei körperlicher Anstrengung ebenso wie in Stresssituationen.

Spüren Sie die Momente, wenn Ihr Atem stockt oder flach und schnell wird: Dann atmen Sie bewusst aus, am besten durch den Mund, und versuchen ruhig und gleichmäßig weiterzuatmen – ohne sich dabei anzustrengen.

Ausatmen hilft immer bei Stress und Anspannung.

Gewöhnen Sie sich also am besten gleich zu Beginn der Schwangerschaft an, Ihren Atem immer wieder zu beobachten und in besonderen Situationen auch bewusst das Atmen als Kraft- und Entspannungshilfe einzusetzen. Sie haben es bei den Beckenbodenübungen schon erfahren – und auch für alle anderen Übungen ist es wichtig, dass der Atem fließt.

Grundregeln für Schwangere

Die folgenden Anleitungen sollten Sie ab sofort einhalten. Sie sind wichtig für Schwangere zur Vorbeugung gegen Rückenschmerzen, gelten aber auch für alle Menschen, die Rückenprobleme haben.

> Wenn Sie aus der Rückenlage aufstehen, dann machen Sie das bitte immer ganz gemütlich, indem Sie sich auf die Seite drehen, mit dem Ellenbogen abstützen und langsam über die Seite hochkommen. Niemals gerade hochkommen, das ist zu belastend für Bauch- und Rückenmuskulatur.

> Wenn Sie sich bücken müssen oder etwas heben, dann bitte nur, indem Sie leicht in die Hocke gehen und mit geradem Rücken hochkommen. Halten Sie schwere Gegenstände dicht vor Ihrem Körper.

> Um Ihren schwangeren Bauch nicht vor den Beckenknochen zu tragen und damit Bauch- und Rückenmuskulatur zu sehr zu belasten, sollten Sie Ihr Becken immer wieder aufrichten. Vielleicht gelingt Ihnen das, indem Sie sich vorstellen, Ihr Becken sei ein »Eierbecher«, in dem Ihr Kind geschützt ruht. Dann werden Sie automatisch in den Knien weich werden und das Becken etwas vorschieben, damit kommen Sie aus dem Hohlkreuz heraus, und Ihre Beckenknochen tragen das Gewicht des Kindes.

Werdende Väter

Auch Ihr Partner ist »schwanger«, denn auch für ihn beginnt eine Zeit der Veränderung. Viele Väter gehen heute mit zu den Vorsorgeuntersuchungen, vor allem wenn Ultraschallaufnahmen anstehen. Für sie wird oftmals realer, dass dort ein Mensch heranwächst. Aber selbst das dreidimensionale Ultraschallbild ist keine realistische Abbildung Ihres kleinen Kindes. Machen Sie sich lieber selbst ein »Bild«, indem Sie Kontakt aufnehmen mit Ihrem Baby, es durch die Bauchdecke Ihrer Frau streicheln und seine Reaktionen spüren. Reden Sie mit ihm, damit es auch Ihre Stimme kennenlernt. So wird es schon jetzt Ihre Zuneigung spüren.

Auch werdende Väter bereiten sich schon während der Schwangerschaft aufs Elternsein vor.

Alle erkundigen sich nach dem Befinden Ihrer Frau. Wie es Ihnen geht, fragt selten jemand. Das ist ziemlich ungerecht, denn werdende Väter müssen während der Schwangerschaft einiges »wegstecken«. Sie spüren Unsicherheiten wenn sie an die Zukunft denken, gleichzeitig sind sie die wichtigste Stütze ihrer Partnerin.

Väter wissen: Wenn es ihrer Frau gut geht, geht es auch dem Kind gut. Sie wissen, dass Schwangere verwöhnt und umsorgt werden sollten. Sie wissen, dass diese Zeit für ihre Partnerin sehr verunsichernd ist, dass viele Fragen auftauchen und dass dies zusammen mit den Schwangerschaftshormonen für ein Auf und Ab der Gefühle sorgt und zu plötzlichen Stimmungsschwankungen führt. Das ist nicht immer einfach.

Sprechen Sie offen darüber, wie Sie sich Ihre Teilnahme an der Geburt vorstellen. Sie müssen nicht unbedingt dabei sein. Vielleicht kann Ihre Partnerin freier agieren, wenn sie allein ist. Werden Sie das erste Mal Vater, können Sie sich keine Vorstellung davon machen, was auf Sie zukommt (auch Ihre Partnerin nicht). Sprechen Sie Ihre Unsicherheiten und Ängste in einem Paarkurs an oder suchen Sie eine Gruppe für Väter und die, die es gerade werden. In den meisten Fällen werden Sie von beeindruckenden Erlebnissen hören, die keiner der Väter missen möchte. Auf jeden Fall sollten Sie planen, sofort da zu sein, wenn Ihr Kind geboren ist. Diese ersten Augenblicke sind für Sie drei wichtig.

Sollte ein Kaiserschnitt notwendig sein oder werden, können Sie Ihrer Partnerin eine große seelische Hilfe sein, wenn Sie ihr auch im Operationssaal beistehen, in ihrer Nähe sind. So verpassen Sie auch die ersten Minuten Ihres Kindes nicht, können es eventuell gleich halten und mit Ihrer Frau und dem Kind »kuscheln«. Sie brauchen auch vor dem OP keine Angst zu haben,

Machen Sie möglichst viel gemeinsam, z.B. die Übungen, dann können Sie auch die Vorfreude gemeinsam doppelt genießen.

Sie sehen von der Operation nichts. Es geht nur darum, dass Sie bei Ihrer Frau – zumindest wenn sie mit einer Periduralanästhesie (PDA) bei Bewusstsein ist – und dann bei Ihrem Kind sind.

Sexualität

Der wachsende Bauch und das Kind darin verunsichern manche Paare. Seien Sie gewiss, die Liebe zwischen Ihnen, auch die körperliche, kann Ihrem Kind nur guttun. Es ist geschützt in seinem »Nestchen«, und auch intensiver Geschlechtsverkehr kann ihm nichts anhaben. Selbst wenn eine schwangere Frau nach dem Orgasmus einen harten Bauch (Wehen) bekommt, ist das normal und nicht problematisch, vorausgesetzt, diese Uteruskontraktionen lassen wieder nach. Sie sind ungefährlich für das Kind, und sie leiten auch keine Geburt ein.

Es ist nicht nur der ungewohnte »Dritte«, der Sie beschäftigen kann. Vielleicht hat Ihre Frau zeitweise oder sehr oft keine sexuelle Lust, aber ein großes Bedürfnis nach Nähe und Zärtlichkeit. Sprechen Sie also beide über Ihre Gefühle und Wünsche. Von medizinischer Seite gibt es selten Einschränkungen, aber Ihre eigene Lust – oder auch nicht – ist der Gradmesser.

Sollen wir beim Sex vorsichtig sein?

Sie beide sollten wissen, dass es alle Variationen gibt, von keinem Bedürfnis nach Sex bis hin zu wesentlich mehr Lust als vor der Schwangerschaft. Viele Frauen können die Zeit ohne Verhütung mit einem neuen intensiven Körperempfinden so richtig genießen und haben viel häufiger Interesse, mit ihrem Partner zu schlafen oder zu masturbieren. Mit dem Dickerwerden des Bauches können Sie auch kreativ umgehen, wenn gewohnte Stellungen plötzlich nicht mehr so angenehm sind. Das ist eine Chance, Neues auszuprobieren.

Weitere nützliche Tipps

Bewegung, Sport

Bei sportlichen Aktivitäten ist fast alles erlaubt, bei dem Sie sich sicher fühlen. Wirklich ungesund sind nur Tiefseetauchen und Unternehmungen in über 2.000 Meter Höhe (es sei denn, Ihr Wohnort liegt so hoch).

Schwangere neigen leicht dazu, ein wenig faul zu werden. Dabei tut Bewegung gut – auch am Ende der Schwangerschaft, wenn man sich dick und unbeholfen fühlt. Gehen Sie zumindest öfter schwimmen, genießen Sie die Leichtigkeit des schweren Körpers im Wasser. Auch Tanzen oder andere fließende Bewegungen können Ihnen ein gutes Körpergefühl geben – und das tut Ihnen und Ihrem Kind gut. Die passende Musik wählen Sie ganz nach Ihren Vorlieben aus.

Bewegung ist gut und wichtig – aber bitte nicht übertreiben.

Gewichtszunahme

Lassen Sie sich auf keinen Fall von Gewichtstabellen verrückt machen. Jede Frau nimmt unterschiedlich zu. Bei einem hohen Ausgangsgewicht vor der Schwangerschaft sollten Sie möglichst nicht viel zunehmen, weil Sie die Pfunde schwerer wieder loswerden. Frauen, die wenig wiegen, haben da meist weniger Probleme. Eines dürfen Sie auf keinen Fall: hungern! Wenn Sie sich ansonsten gesund ernähren, können Sie bei Heißhungerattacken auch guten Gewissens einmal sündigen.

Geburtstermin

Der voraussichtliche Termin ist sicher schon berechnet; zum einen nach der naegelschen Regel: 1. Tag der letzten Menstruation + 7 Tage – 3 Monate; zum anderen anhand der ersten Ultraschallmessung. Beide Verfahren geben nur einen ungefähren Termin an. Entscheidend ist auch Ihre Zyklusdauer. Legen Sie sich also

Sehen Sie das mit dem errechneten Termin nicht so eng.

nicht zu sehr auf den Termin fest: Das Kind kann ebenso 14 Tage früher oder später kommen, beim ersten Kind eher später. Erfahrene Frauen nennen deshalb nie einen genauen Geburtstermin, damit sie, falls das Kind später kommt, nicht von ständigen Nachfragen genervt werden.

Ge- und Verbote

> **Fliegen** – wenn es denn sein muss. Flüge sind wegen der Strahlenbelastung nicht gut in der Schwangerschaft.
> **Reisen** – nur, wenn es keinen Stress für Sie bedeutet, und möglichst nicht in heiße Länder.
> **Impfungen** – nur nach ausführlicher fachlicher Beratung, wenn es unbedingt sein muss.
> **Rohes Fleisch** (Hackfleisch, Tatar) – nie!
> **Weichkäse** – bedingt, keinen mit orangefarbenen Rändern und keinen Rohmilchkäse.
> **Alkohol** – gestrichen!
> **Nikotin** – nie, vermeiden Sie auch eine verräucherte Umgebung!
> **Kaffee, Tee** – in Maßen (nicht mehr als 3–5 Tassen pro Tag, möglichst »dünn«).
> **Anschnallen im Auto** – immer (Gurt unterhalb des Bauches und zwischen den Brüsten)!
> **Röntgen** – möglichst nicht.
> **Medikamente** – nur nach ärztlicher Empfehlung, möglichst vermeiden
> **Dauermedikation** bei Diabetes, Mittel gegen Krampfleiden oder Schilddrüsenpräparate – unbedingt weiternehmen und exakt einstellen lassen!
> **Sauna** – mäßig und bei Gewöhnung erlaubt.
> **Heiß baden** – nicht gut für Ihr Kind, auf keinen Fall über 40 Grad.
> **Infektionen** – Röteln, Windpocken usw. meiden, ärztliche Beratung suchen bei Auftauchen der Krankheiten in Ihrer Umgebung.

Ihr Baby ist allgegenwärtig

Während der ersten Monate machen sich die rapiden Veränderungen in Ihrem Körper oft mit Übelkeit oder andauernder Müdigkeit bemerkbar. Und spätestens, wenn Sie das Strampeln Ihres Kindes spüren, wird es sich immer wieder in Erinnerung bringen. Ihre Schwangerschaft wird Ihnen also ständig bewusst sein. Das ist auch gut so. Manchmal bedeutet es: »Mute dir nicht zu viel zu, es gibt jetzt auch Wichtigeres«, und es erinnert Sie immer wieder daran, dass das Leben sich bald radikal ändern wird. Im Bauch ist Ihr Baby sehr »pflegeleicht«, aber bald wird es immer mit all seinen Bedürfnissen bei Ihnen sein. Die Schwangerschaft bereitet Sie auch darauf langsam vor.

Beziehen Sie Ihr Baby schon jetzt in Ihren Alltag ein, sprechen Sie mit ihm. Auch wenn Sie das bei der Arbeit nur in Gedanken tun. Singen und tanzen Sie mit ihm. Vor allen Dingen aber kuscheln Sie mit ihm, streicheln Sie es durch die Bauchdecke und lassen Sie Ihren Partner am Spiel mit dem Baby teilhaben.

Das Baby bestimmt jetzt schon Ihren Rhythmus.

Es gibt einen regen Austausch zwischen Mutter und Kind: über Hormone, über das Blut, über Sauerstoff und Nahrung. Das geschieht übrigens nicht einseitig, auch das Kind produziert Hormone zur Aufrechterhaltung der Schwangerschaft.

Ihr Kontakt zum Kind durch Reden, Gedanken, Streicheln beeinflusst nicht nur Ihr positives Gefühl für die Schwangerschaft, sondern auch das Kind. Sie brauchen allerdings keine Angst zu haben, wenn Sie mal schlecht gelaunt sind, im Stress oder auch negative Gefühle gegenüber dem Baby haben. Ambivalente Gefühle gehören zur Schwangerschaft dazu, und von Ärger und Stress wird Ihr Kind auch später nicht verschont bleiben. Ausschlaggebend ist die Grundhaltung, das Gefühl, geliebt und akzeptiert zu werden; das hilft, auch mit schwierigen Phasen fertig zu werden. Dieses »Urvertrauen« lernt Ihr Kind durch Sie und Ihre bedingungslose Liebe zu ihm jetzt und nach der Geburt, wenn es erst recht auf Ihre Nähe und Zuwendung angewiesen ist.

Übungen gegen Beschwerden

Rückenschmerzen

Rückenschmerzen treten durch die zusätzliche Gewichtsbelastung und -verlagerung häufig als unangenehme Begleiterscheinung in der Schwangerschaft auf. Beachten Sie als Erstes die Grundregeln zum Tragen und Aufstehen (s. Seite 17 f.). Vermeiden Sie alles, was die gerade Bauchmuskulatur besonders beansprucht. Gehen Sie ab und zu in die Hocke. Die folgende Übung ist zum einen gut gegen Rückenschmerzen, zum anderen für die Beweglichkeit des Beckens. Wann immer Sie daran denken – mit Musik oder ohne –, machen Sie kleine Beckenbewegungen (Bauchtanz).

Beckenbewegungen und Beckenkreisen sind eine gute Geburtsvorbereitung.

Die Becken-Uhr

Legen Sie sich bequem auf den Rücken mit angezogenen Beinen. Spüren Sie den Kontakt zur Unterlage und nehmen Sie wahr, wo Ihr Körper die Unterlage berührt und wo nicht. Stellen Sie sich jetzt vor, Sie hätten im unteren Rückenbereich eine große Uhr: In der Taille ist die »12« und unten am Steißbein die »6«. Bewegen Sie jetzt Ihr Becken so, dass Sie einmal auf der 12 und einmal auf der 6 liegen.

Machen Sie die Bewegungen ganz langsam und nehmen Sie die Veränderungen im Körper wahr. Lassen Sie sich Zeit und spüren Sie Wirbel für Wirbel. Nehmen Sie wahr, bei welcher Bewegung Sie ein- und bei welcher Sie ausatmen. Wenn Ihnen die Bewe-

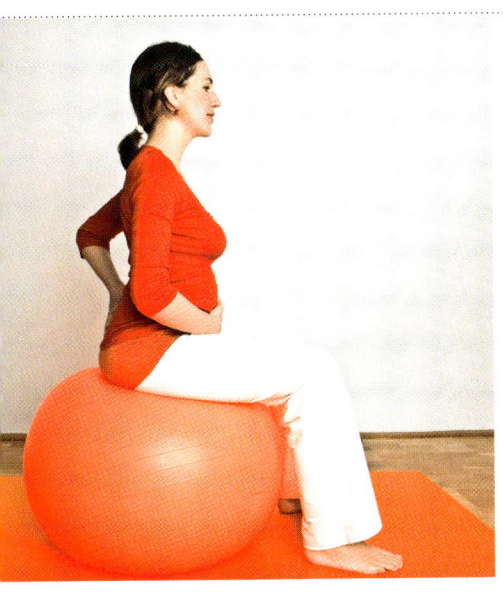 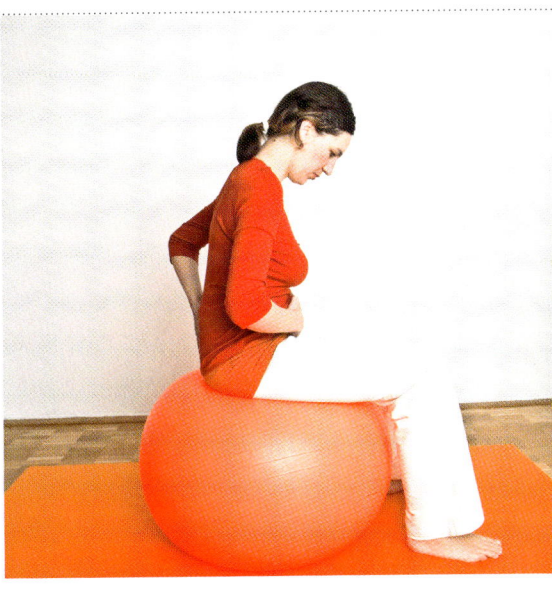

Steht der Uhrzeiger auf der 6, sind Sie im Hohlkreuz.

Bewegen Sie sich auf die 12, machen Sie einen runden Rücken.

gung vertraut ist, erweitern Sie Ihre Uhr um die 9 und die 3, also seitliche Bewegungen. Nun können Sie rund um die Uhr wandern, zunächst im Viertelstunden-Takt »12–9–6–3–12 …« und auch in die umgekehrte Richtung und dann im Stundenrhythmus: »12–1–2–3–4–5–6–7–8–9–10–11–12« und in die andere Richtung. Machen Sie die Übung ganz langsam, und nehmen Sie die Veränderungen bei jeder »Stunde« wahr. Zum Schluss nehmen Sie noch einmal wahr, wie Sie jetzt auf der Unterlage liegen. Hat sich etwas verändert? Wie liegt Ihr Becken? Wie fühlt sich der Nacken an? Wie ist Ihr Atem? Sie werden sicher Ihre veränderte Auflagefläche spüren, Sie liegen fester und flacher auf, also weniger im Hohlkreuz.

Diese Übung können Sie auch im Stehen an der Wand oder im Sitzen, die Arme hinten abgestützt mit geöffneten, aufgestellten Beinen durchführen.

Bei der sitzenden Position können Sie den Unterschied der »6er«-Haltung und der »12er«-Haltung gut spüren: Auf der »6« sind Sie extrem im Hohlkreuz und wahrscheinlich sehr angespannt. Es ist eine richtige Abwehrhaltung. Auf der »12« machen Sie dagegen einen runden Rücken, sind weich und offen, also mehr in einer hingebenden Haltung. Wenn Sie das gespürt haben, werden Sie sicher verstehen, dass die Hohlkreuzhaltung (»6«) den Geburtsvorgang blockiert, während Sie auf der »12« offen und bereit sind, Ihr Kind herzugeben. Hinzu kommt: Der Geburtsweg ist in dieser Haltung einfacher und kürzer für Ihr Baby.

Hocken

Wenn der Rücken plötzlich schmerzt, gehen Sie in die Hocke, bleiben so eine Weile und legen sich dann auf die Seite. Wenn Sie sich danach auf den Rücken legen, denken Sie daran, die Beine anzuziehen bzw. ein dickes Kissen unter die Unterschenkel zu legen. Ebenso ein Kissen unter den Kopf.

Abrollen

Mit einem Tennis- oder einem anderen Ball können Sie im Stehen an der Wand den gesamten Kreuzbeinbereich abrollen. Lassen Sie die schmerzhaften Stellen nicht aus. Durch den Druck können Sie die Verspannungen dort lösen.

Beckenkreisen, Bauchtanz

Beckenkreisen ist als Geburtsvorbereitung sehr günstig. Haben Sie Rückenschmerzen, so sollten Sie sich vor einen großen Gymnastikball, ein Polster o. Ä. knien und den Oberkörper darauf ablegen (der Rücken ist dann gerade) und nun sacht mit dem Becken kreisen (s. auch »Becken-Uhr«). Auch das Becken leicht hin und her bewegen, wie ein Hund, der mit dem Schwanz wedelt, lockert die Rückenmuskulatur. Achten Sie darauf, dass die Bewegung möglichst nur im Becken ist.

Gegen Rückenschmerzen hilft am besten Bewegung.

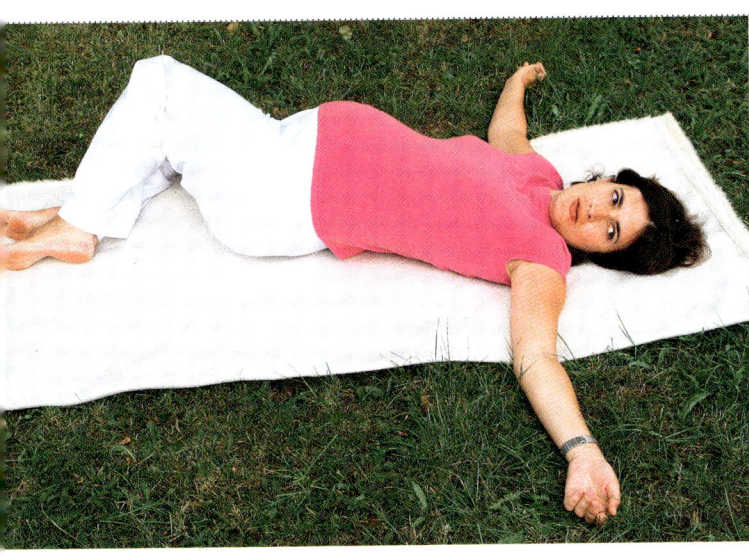

Eine entspannende Übung gegen Rückenschmerzen.

Übung gegen ein starkes Hohlkreuz

Legen Sie sich mit angezogenen Beinen auf den Rücken und kommen Sie zur Ruhe. Lassen Sie den Atem einpendeln und rekeln Sie sich zurecht. Spüren Sie nach, wo Sie Kontakt zur Unterlage haben und wo nicht. Stellen Sie sich den feuchten Abdruck Ihres Rückens vor.

Stellen Sie sich jetzt vor, Ihre Knie seien zusammengebunden. Mit diesen zusammengebundenen Knien lassen Sie die Beine langsam zur Seite gleiten (nicht fallen). Nehmen Sie die Bewegung im ganzen Körper wahr: Was bewegt sich mit, wenn Ihre Beine zur Seite gehen? Wie dreht sich der Rücken mit, wie hoch geht die Bewegung? Lassen Sie auch die Bewegung des Kopfes zu. Gehen Sie mit Ihren Beinen wieder langsam in die Mitte und dann ganz langsam zur anderen Seite. Es kommt immer darauf an, die Bewegung langsam und bewusst zu machen, zu spüren, was sich im Körper mitbewegt. Wenn nichts im Körper blockiert, dreht sich der Kopf in die entgegengesetzte Richtung zu den Beinen. (Das funktioniert bei einigen Menschen sogar automatisch.) Lassen Sie es zu.

Nachdem Sie mehrmals die Beine zu den Seiten geneigt haben, lassen Sie die angezogenen Beine in der Mitte und spüren Sie nach, wie Sie jetzt auf der Unterlage liegen. Hat sich etwas verändert? Wie ist der Kontakt Ihres Rückens zum Boden, wie Ihr Hohlkreuz?

Paarübung »Wirbelsäule abrollen«

Sie stehen hintereinander. Lassen Sie den Kopf langsam zum Brustbein und dann Richtung Boden sinken. Geben Sie in den Knien etwas nach, damit Sie gut stehen. Wenn Sie so gebückt sind, beginnt Ihr Partner, Sie mit den Fingern Wirbel für Wirbel von unten nach oben zu berühren. Ihr gebeugter Rücken richtet sich ganz langsam entsprechend Wirbel für Wirbel wieder auf. Zum Schluss streicht Ihr Partner zu beiden Seiten der Wirbelsäule fest aus, von oben nach unten. Dann wechseln Sie die Positionen, denn die Übung tut auch dem Partner gut.

Machen Sie Partner-übungen immer wechselweise, dann haben Sie beide mehr davon.

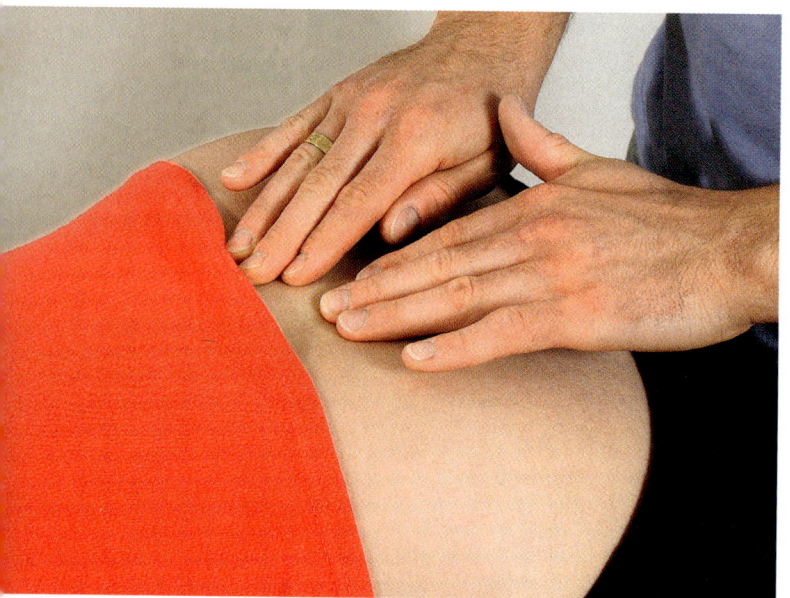

Der Partner tastet langsam Wirbel für Wirbel.

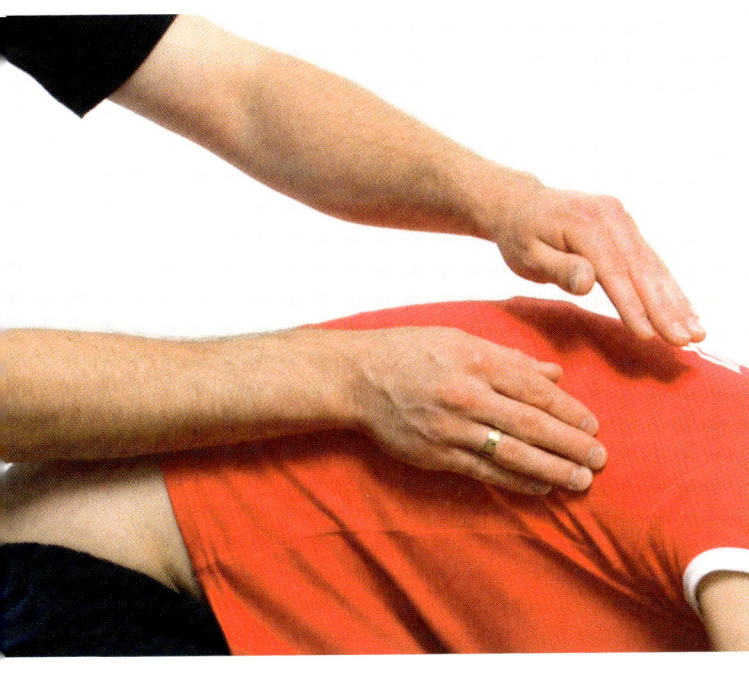

Das Ausklopfen
lockert und entspannt
den Rücken.

Paarübung »Ausklopfen«

Sie und Ihr Partner stehen und klopfen sich zunächst jeder selbst
mit einer Hand den Arm rundherum aus. Das sollten Sie mit
der hohlen Hand ganz locker und schnell aus dem Handgelenk
heraus machen. Haben Sie beide gespürt, wie es sich am angenehmsten anfühlt, lässt einer von Ihnen wieder schwer den Kopf
nach unten fallen, wie in der letzten Übung beschrieben. Steht
der Partner gebeugt, beginnt der andere, mit der hohlen Hand
den Rücken abzuklopfen. Bearbeiten Sie den Rücken ganz ausführlich, sparen Sie aber die Wirbelsäule und die Nierengegend
aus. Zum Schluss streichen Sie mit beiden Händen den Rücken
aus. Dann werden die Arme rundherum von der Schulter zu den
Händen hin mit der hohlen Hand abgeklopft, und nach dem
Abklopfen streichen Sie wieder mit beiden Händen kräftig aus.
Als Nächstes die Beine eines nach dem anderen von oben nach
unten ausklopfen und ausstreichen. Danach langsam Wirbel für
Wirbel hochkommen.

Übung gegen Ischiasbeschwerden

Sie ziehen im Vierfüßlerstand mit geradem Rücken das Knie der schmerzenden Seite ausatmend zum Kopf. Den Kopf rollen Sie dabei ein, sodass Ihr Rücken schön rund wird. Dann strecken Sie das Knie einatmend mit Schwung nach hinten weg und nehmen den Kopf dabei hoch. Den Rücken immer gerade lassen. Auch mit dem anderen Bein üben. Gehen Sie nicht über Ihre Schmerzgrenze hinaus.

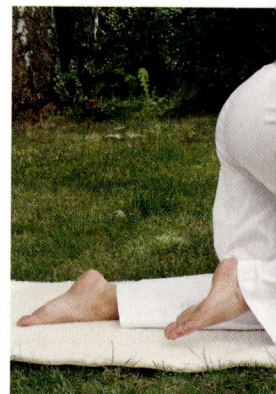

Krampfadern

Wer zu Krampfadern neigt, kann sie in der Schwangerschaft bekommen, oder sie verstärken sich. Bei bestehenden Krampfadern sollten Sie auf jeden Fall mit Ihrem Arzt über Kompressionsstrümpfe sprechen. Falls er Ihnen dazu rät, tragen Sie die Kompressionsstrümpfe unbedingt. Sie werden das als Entlastung erleben. Am besten tun Sie schon vorbeugend etwas gegen Krampfadern:

> Nicht zu lange sitzen oder stehen oder sich zwischendurch immer wieder bewegen, die Beine hochlagern und Venenübungen machen (s. unten).
> Nicht zu tief sitzen (nicht so sehr in den Leisten abknicken) und nicht so oft die Beine übereinanderschlagen, achten Sie auf aufrechtes Sitzen.
> Statt hoher Absätze bequeme Schuhe tragen, möglichst oft barfuß laufen.
> Keine heißen Bäder und keine langen Sonnenbäder nehmen.
> Beine oft kalt (aber nicht eiskalt) abduschen, vor allem bei warmem Wetter und nach Anstrengung.
> Immer in Bewegung bleiben: oft Spazieren gehen, Schwimmen, Rad fahren u. a.
> Im Stehen und Gehen abwechselnd auf Zehen und Fersen stellen.

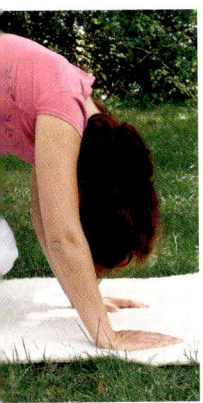 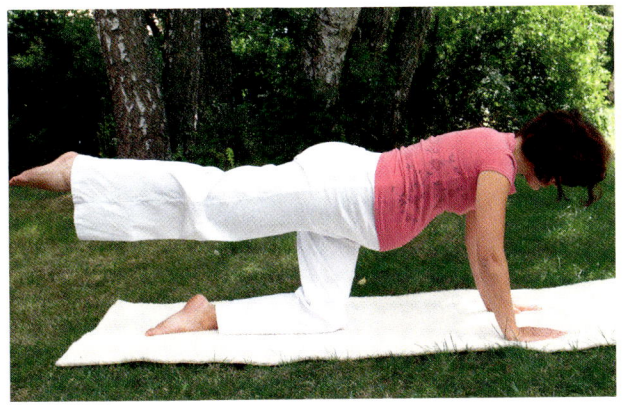

Achten Sie beim Strecken auf einen gerade Rücken.

Venengymnastik

Bei Krampfadern kommt es darauf an, durch Fußbewegungen mit den Wadenmuskeln das Zurückpumpen des Blutes zu fördern.

Im Sitzen oder Liegen mit gestreckten oder mit hochgelagerten Beinen abwechselnd mit den Zehen greifen (sie »einkrallen«) und dann die Zehen zum Schienbein hochziehen, Füße kreisen lassen, Namen oder Zahlen mit den Füßen schreiben, Füße nach rechts und links kippen oder einfach in Bewegung bringen, bis es anstrengend wird.

Wenn Sie das lange genug machen, können Sie am Schluss den Rückstrom des Blutes im ganzen Bein, eventuell bis in die Leisten spüren. Wenn nicht, machen Sie die Gymnastik länger. Nehmen Sie sich die Zeit, vor allem falls Sie schon Beschwerden haben.

Manche Frauen haben auch Krampfadern in der Vulva (Scheidenöffnung), die nach der Geburt zwar wieder verschwinden, aber erst mal sehr lästig sind. Beim Sitzen kann ein Gummiring (Schwimmring) unter dem Gesäß helfen.

Symphysenprobleme

Haben Sie starke Beschwerden in der Leiste, so kann es zu einer Lockerung der Verbindung der Schambeine gekommen sein. Hat die Ärztin einen Symphysenschaden festgestellt, können Ihnen als Stütze ein Symphysengürtel und Krankengymnastik verschrieben werden. Wichtig sind alle Übungen zur Stärkung des Beckenbodens sowie das Beckenaufrichten und -kippen. Vermeiden Sie Bewegungen, die Schmerzen hervorrufen, wie schweres Heben und Treppensteigen.

Schmerzen in den Leisten und Ziehen in der Scheide

Ändern Sie immer wieder Ihre Haltung, sodass es angenehmer für Sie wird. Wenn das Baby am Ende der Schwangerschaft sehr stark nach unten drückt, können Sie durch Hochlagern des Beckens den Druck mindern, ebenso durch die Knie-Ellenbogen-Lage.

Druck unterhalb der Rippen

Am Ende der Schwangerschaft kann der Druck unter den Rippen unangenehm sein. Durch Heben der Arme und Rekeln können Sie Platz schaffen, vor allem auch durch aufrechtes Sitzen und Stehen. Eine entlastende Übung:

Entlastungsübung: Sie sitzen mit geradem Rücken vor einer Wand, die Beine sind gestreckt, und Sie bewegen Ihre Hände mit den Handflächen an der Wand langsam seitlich bis nach oben. Ganz oben drehen Sie dann den Handrücken zur Wand. Achtung: Haben Sie Schmerzen im Oberbauch und eventuell Kopfschmerzen, sprechen Sie dringend mit Ihrem Arzt; ebenfalls bei allen anderen plötzlich auftretenden Schmerzen. Bei Blutungen sollten Sie das Krankenhaus aufsuchen, bei noch weit entferntem Geburtstermin möglichst ein Krankenhaus der Maximalversorgung.

Von Anfang an vorbereiten

> **Schon zu Beginn der Schwangerschaft**
> können Sie sich um eine gute Haltung kümmern, Ihren Beckenboden stärken und lernen loszulassen.

> **Lästige Begleiterscheinungen**
> der Schwangerschaft – z. B. Rückenschmerzen oder Krampfadern – lassen sich mit einfachen Übungen lindern oder sogar vermeiden.

> **Was Sie dürfen und was nicht:**
> Jetzt bietet sich eine gute Gelegenheit dafür, Ihre Essgewohnheiten umzustellen oder auch das Rauchen aufzugeben.

> **Als werdender Vater**
> erleben Sie in der Schwangerschaft eine Zeit der Unsicherheit und müssen sich – wie Ihre Partnerin – auf das Elternsein erst einstellen und die eigene Rolle finden.

> **Lust oder auch keine:**
> Wie vieles andere auch zeigt sich sexuelles Begehren während der Schwangerschaft individuell sehr unterschiedlich. Manche Frauen haben mehr Lust auf Sex, andere sehnen sich eher nach Zärtlichkeit und Nähe.

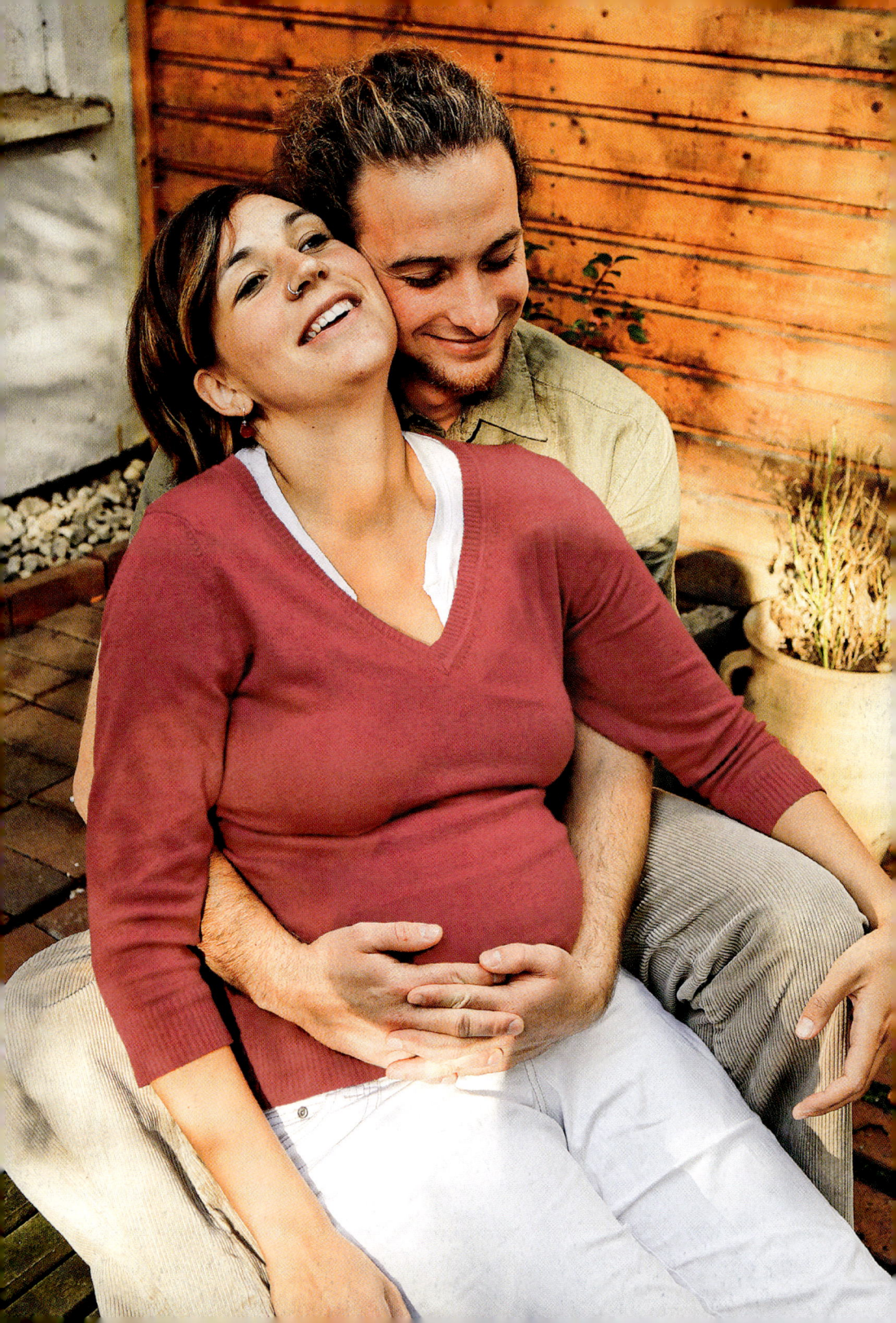

Geburtsvor-bereitung

Vertiefen Sie Ihre Kenntnisse und üben Sie –
sooft es geht, auch mit Ihrem Partner. Dann
werden Sie gelassener und Ihren körperlichen Bedürfnissen entsprechend mit den
Anforderungen der Geburt umgehen können.

Die Vorbereitung auf die Geburt ist in einem guten Kurs natürlich interessanter, man kann nachfragen, Missverständnisse klären. Dieses Buch ist daher kein Ersatz für einen Kurs. Aber es kann Sie zusätzlich begleiten, und es kann Sie vorbereiten, falls Sie keinen Geburtsvorbereitungskurs machen. Sie müssen auf jeden Fall mit Ihrem Partner oder einer Freundin nach den folgenden Vorschlägen üben, einmal durchlesen ersetzt keinesfalls die eigenen Erfahrungen!

Geburtsvorbereitung hat das Ziel, dass Sie gelassener und Ihren körperlichen Bedürfnissen entsprechend mit den Anforderungen der Geburt umgehen. Das bedeutet, Sie wissen zwar ungefähr, wie eine Geburt abläuft; Sie wissen aber vor allem, dass jede Geburt ganz verschieden ist, dass keine Frau die gleichen Erfahrungen macht. Deshalb ist das Wichtigste, sich einzulassen auf die körperlichen Vorgänge, die seit Millionen Jahren bei der Geburt von Menschenkindern ablaufen.

Sie brauchen Ihren Körper bei seiner intensiven Arbeit nur zu unterstützen. So schaffen Sie es leichter, auch mit schmerzhaften Wehen umzugehen. Ihre Maxime ist: Nicht gegen das Geschehen und den Körper ankämpfen. Sich gegen Wehen zu wehren bringt Sie und Ihr Kind nicht weiter. Aber Sie können »mitschwingen« mit Ihrem Atem im Rhythmus Ihrer Wehen und mit Haltungen und Bewegung die Eröffnung Ihres Muttermundes sowie das Herunterschieben Ihres Kindes aktiv unterstützen.

Sammeln Sie täglich Erfahrungen, wann sich Ihr Atem wie verändert und wie Sie beeinflussen können, sich mit einem ruhigen, gleichmäßigen Atmen auf Situationen und Schmerzen einzulassen. Dann können Sie das auch bei der Geburt anwenden. Und wenn es mal nicht klappt, so haben Sie geübt, mit rhythmischem Atmen auch sehr schmerzhafte Wehen zu »beatmen«.

Sie bereiten sich darauf vor, die Geburt aktiv zu begleiten.

Wenn Sie Positionen vielfach mit Ihrem Partner geübt haben, wissen Sie, welche Haltung im jeweiligen Stadium der Geburt Ihnen guttut, und Ihr Partner weiß auch ohne große Erklärungen, bei welcher Haltung er sie jetzt wie stützen muss. Machen Sie gemeinsam Berührungsentspannungen und Massagen, so werden Sie gegenseitig ein Gefühl dafür bekommen, wo der jeweilige Partner, bzw. die Partnerin entspannt ist oder wo verspannt – und Sie können erfahren, dass Sie mit Ihrer Zuwendung und Ihren Händen die Entspannung fördern können. Diese Erfahrungen kann der werdende Vater (oder die Freundin) bei der Geburt einsetzen und Sie dabei unterstützen, loszulassen, Muskeln nicht unnötig anzuspannen und sich fallen zu lassen.

 Zum persönlichen Wohlfühlprogramm gehören Entspannungs- bzw. Berührungsentspannungsübungen.

Körperwahrnehmung

Lernen Sie mehr über Ihren Körper, indem Sie in sich hineinfühlen und spüren: Wo bin ich entspannt, wo verspannt, und wie will ich es mir bequemer machen? Eventuell fallen Ihnen situationsabhängige Bedürfnisse in Ihrem Alltag auf, die Sie vielleicht bisher beim Treppensteigen oder auf einem Fitnessgerät gar nicht bemerkt oder über die Sie sich sogar hinweggesetzt haben.

> Ändern Sie Ihre Haltung, wann immer Sie das Gefühl haben: So ist es nicht optimal.
> Wandern Sie gedanklich bei verschiedenen Tätigkeiten durch den Körper und spüren Sie, welche Körperteile Sie gerade unnötig anspannen. Versuchen Sie, loszulassen.
> Müssen Sie sich anstrengen, versuchen Sie dabei immer auszuatmen.
> Spannen Sie Ihren Beckenboden immer mal wieder bewusst an (Fahrstuhlübung s. Seite 16), und lassen Sie wieder los.

Die folgenden Anleitungen beschränken sich auf die wesentliche Anleitung zur Körperwahrnehmung. Sie sollten sie durchlesen und dann, ohne ständig wieder nachzusehen, die Übungen machen. Stellen Sie sicher, dass Sie möglichst nicht gestört werden. Vielleicht möchte Ihr Partner Sie auch anleiten. Dann könnten Sie ihn zuerst durch die Übung führen. So bekommt er eher ein Gefühl dafür, was wichtig ist beim Anleiten solch einer Wahrnehmungsübung.

Den Körper erspüren, zur Ruhe kommen

Legen Sie sich auf den Boden auf eine Unterlage. Ruckeln Sie sich ein bisschen zurecht. Damit Ihr Rücken entlastet wird, legen Sie sich eine Rolle oder ein dickes Kissen unter die Knie, unter den Kopf höchstens ein flaches Kissen.

Schließen Sie Ihre Augen und nehmen Sie wahr, wie Sie auf der Unterlage aufliegen. Spüren Sie Ihren Abdruck: Wo liegt Ihr Rücken auf, wo nicht, welche Körperteile liegen auf der Unterlage, welche nicht? Sehen Sie im Geist Ihren Abdruck vor sich, als würden Sie ihn mit nasser Haut auf einem trockenen Untergrund hinterlassen.

Überlassen Sie Ihr Gewicht immer stärker der Unterlage, indem Sie mit jedem Ausatmen etwas schwerer werden. Mit jedem Ausatmen – ganz bewusst durch den Mund, auch mit Seufzen oder Stöhnen – sinken Sie schwerer in die Unterlage ein. Sie brauchen nichts zu tragen, nichts zu halten. Sie können loslassen.

Nehmen Sie wahr, wie Sie dort liegen und ob Sie etwas verändern möchten. Könnten Sie es sich in dieser Lage noch etwas bequemer machen? Sie müssen nichts festhalten, die Unterlage trägt Ihr Gewicht. Ändern Sie ruhig mehrmals Ihre Lage, bis es wirklich überall angenehm ist.

Wandern Sie nun, beginnend von den Füßen, durch Ihre einzelnen Körperteile. Nehmen Sie jeden Körperteil wahr: Füße, Waden, Knie, Oberschenkel, Po, Beckenboden, Becken, Rücken, Oberkörper, Schulter, Arme, Nacken, Hals und Ihren Kopf. Versuchen Sie, zu spüren, ob noch Anspannung im jeweiligen Körperteil ist, und dann versuchen Sie, loszulassen. Das gelingt am besten mit dem Ausatmen. Wenn Sie können, atmen Sie ganz ohne Anstrengung zu diesem Körperteil hin.

Nachdem Sie so jeden einzelnen Körperteil bewusst entspannt haben, spüren Sie noch einmal Ihren ganzen Körper, wie er aufliegt. Hat sich etwas verändert? Liegen Sie schwerer auf? Hat sich Ihre Auflagefläche vergrößert?

Genießen Sie es, in Ruhe dort zu liegen und Ihren Körper, Ihren Atem zu spüren.

Wenn Ihnen danach ist, dann beginnen Sie ganz langsam, sich zu bewegen, sich ganz genüsslich zu rekeln, nach und nach zu dehnen und dann langsam über die Seite wieder hochzukommen.

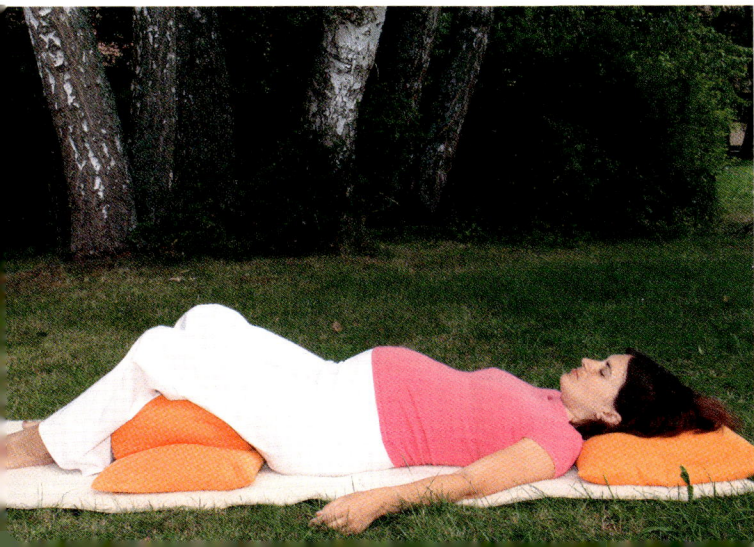

Für Entspannungs-übungen betten Sie sich bequem.

Wenn Sie spüren, dass es Ihnen sehr schwerfällt, bestimmte Körperteile zu entspannen, dann hilft es wahrscheinlich, den jeweiligen Körperteil zunächst anzuspannen, z. B. eine Faust zu machen, die Pobacken zusammenzukneifen usw. Halten Sie die Spannung einen Moment und lassen Sie dann ganz langsam los. Spüren Sie, wie Sie mehr und mehr entspannen und die Muskeln loslassen.

Haben Sie diese Übung öfter durchgeführt, so werden Sie auch im Alltag schnell einmal nach Ihrem Körper oder einzelnen Teilen »schauen«, um Anspannungen zu spüren und bewusst loszulassen.

Mund und Kiefer lockern

Wenn Ihnen die oben beschriebene Wahrnehmung des Körpers vertraut geworden ist, erweitern Sie die Übung noch etwas: Nehmen Sie, wenn Sie den ganzen Körper nach und nach entspannt haben, noch den Mundbereich hinzu: Bewegen Sie die Kiefergelenke hin und her, um die Muskeln um den Mund zu lockern und loszulassen. Spüren Sie, wo die Zunge im Mund liegt, und lassen Sie Ihre Zunge breit und schwer werden, sodass sie unten im Mund liegt oder schwimmt. Spüren Sie jetzt nach, wie Ihr Mund einen großen Hohlraum bildet. Wandern Sie dann mit Ihrer Wahrnehmung zum Beckenboden, spannen Sie ihn an und lassen wieder los. Nehmen Sie den entspannten Beckenboden und Ihre entspannte Mundhöhle wahr.

Was hat ein angespannter Mund mit dem Beckenboden zu tun?

Sicher wundern Sie sich über die Kombination von Beckenboden und Mundbereich. Wenn Sie beide Bereiche ganz entspannt haben und dann die Lippen zusammenpressen und den Mund anspannen, werden Sie wahrnehmen, dass sich Ihr Beckenboden »automatisch« mit anspannt. Deshalb ist es so wichtig, dass während der Geburt der Mund entspannt ist, dann ist auch Ihr

Beckenboden entspannt, und die Geburtswege werden nachgiebig.

Am leichtesten wird die Geburt für Sie, wenn Sie die Arbeit Ihres Körpers unterstützen: durch **Entspannung der Muskulatur**, durch geeignete Haltungen und durch Erspüren und Akzeptieren Ihrer körperlichen Bedürfnisse. Das können Sie umso besser, je genauer Sie Ihren Körper und den Geburtsablauf kennen. Das Becken, in dem Ihr Kind jetzt geborgen ruht, spielt bei der Geburt eine entscheidende Rolle. Versuchen Sie, durch das Kennenlernen Ihres Beckens den Geburtsablauf zu verstehen. Schauen Sie sich zunächst die Zeichnung des knöchernen Beckens an und ertasten Sie es dann von außen.

Die Zähne zusammenzubeißen ist bei der Geburt genau das Falsche.

Becken ertasten

Am besten können Sie Ihr Becken im Stehen ertasten. Spüren Sie zunächst den Beckenkamm der beiden Darmbeinschaufeln. Fahren Sie am dicken Rand entlang von der Seite nach vorn und tasten sich bis unten zum Schambein. Dann wandern Sie mit den Händen nach hinten zum Kreuzbein. Tasten Sie die Kreuzbeinplatte, die ins Steißbein mündet. Wenn Sie von vorn zwischen den Beinen hindurchfassen, können Sie unten am Po an beiden Seiten die Sitzbeinhöcker spüren. (Ertasten der Sitzbeinhöcker s. Seite 14)

Machen Sie sich nun ein Bild vom Geburtsweg: Schließen Sie Ihre Augen, legen Sie Ihre Hände rechts und links auf den Beckenkamm und streichen Sie seitlich etwas hinunter: Wo die Ober-

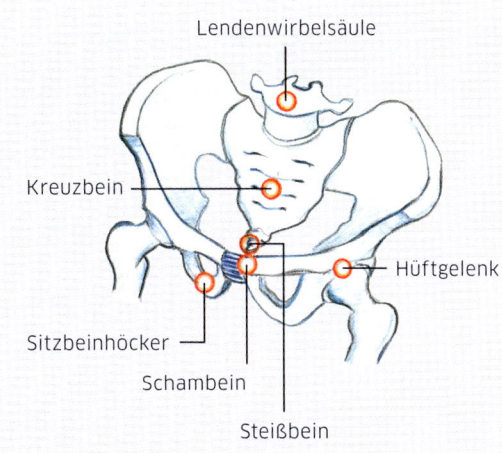

Das weibliche Becken

schenkelknochen enden, spüren Sie nach innen tastend die Hüftgelenke, die zwischen Leiste und Becken verborgen sind. Dies ist die seitliche Begrenzung des Raumes, die Breite Ihres Beckens. Machen Sie sich im Geiste ein Bild von dieser Breite. Dann legen Sie eine Hand hinten auf das Kreuzbein und eine vorn auf das Schambein und stellen sich diesen Raum vor, die Spanne vom Kreuzbein zum Schambein. Durch diese knöchernen Begrenzungen wird Ihr Kind geboren. Innen ist der Raum weich und nachgiebig mit Beckenboden und Scheide.

Das innere Becken erspüren

Legen Sie sich bequem hin, möglichst auf den Rücken, und spüren Sie den Kontakt zur Unterlage, rekeln Sie sich zurecht und überlassen Sie Ihr Gewicht der Unterlage. Schließen Sie die Augen, atmen Sie ruhig und gleichmäßig und lassen Sie mit jedem Ausatmen etwas los, werden Sie ganz weich. Wenn Sie zur Ruhe gekommen sind, beginnen Sie Ihre Reise in Ihr Becken. Mit Ihrem Gefühl gehen Sie wie mit einem inneren Auge in den Raum, in dem jetzt Ihr Kind ruht. Gehen Sie zuerst zu den Beckenschaufeln, zum Kreuzbein, zum Steißbein, zu den Sitzbeinhöckern und zum Schambein. Schauen Sie sich jetzt um in Ihrem Beckenraum. Wie groß ist es dort, wie weit, wie dunkel oder hell?

So können Sie sich den Weg Ihres Kindes bei der Geburt vorstellen.

In den knöchernen Teilen Ihres Beckens, die Sie erspürt haben, liegt die Gebärmutter. Versuchen Sie nun, sich Ihre Gebärmutter vorzustellen: Wie ist sie beschaffen, eher weich oder fest? Stellen Sie sich den Raum um Ihr Kind herum vor, lassen Sie sich Zeit. Spüren Sie die Bauchwände vorn und hinten, den Darm und den Rücken.

Wenn Sie mögen, nehmen Sie jetzt Kontakt zu Ihrem Kind auf, streicheln Sie es durch die Bauchdecke, sprechen und singen Sie mit ihm.

Wenn Sie beide vorher viel Unruhe hatten, singen Sie ihm doch ein Schlaflied und wiegen es dabei, wie Sie es später noch oft tun werden.

Verabschieden Sie sich dann von Ihrem Kind und fangen Sie an, sich langsam zu rekeln und zu dehnen. Atmen Sie ein paarmal tief ein und aus und kommen Sie langsam über die Seite hoch.

Mit dem Kennenlernen und Erspüren Ihrer Geburtsräume unterstützen Sie Ihre Sicherheit und Ihr Vertrauen in die Umgebung Ihres Kindes und in Ihre Gebärfähigkeit.

Kontaktaufnahme zum Kind

Ihr Kind fühlt sich willkommen, wenn es schon jetzt Ihre Liebe spürt. In viele Übungen ist die Kontaktaufnahme schon einbezogen, bzw. Sie können nach jeder Entspannung oder Paarübung noch einige ruhige Minuten des Kontaktes mit Ihrem Kind verbringen. Die folgenden Anleitungen liefern Ihnen Ideen dafür.

Spielen und Sprechen mit dem Ungeborenen

Setzen Sie sich bequem in den Schoß Ihres Partners, er sollte sich anlehnen. Machen Sie es sich mit Kissen bequem. Kommen Sie zur Ruhe und schließen Sie die Augen. Ihr Partner legt nun sanft seine Hände auf Ihren Bauch und kann so sein Kind ebenfalls spüren.

Nehmen Sie wahr, wie Sie beide sitzen und ob es wirklich bequem ist. Spüren Sie den Kontakt zur Unterlage und überlassen Sie sich ganz der Unterlage. Nehmen Sie wahr, wie der Atem ein- und ausströmt, wie der Atem den Raum bewegt, in dem Ihr Kind ist. Spüren Sie den Kontakt zum Partner. Welche Körperflächen berühren sich? Spüren Sie Ihr gegenseitiges Atmen?

Wenn Ihnen danach ist, wandern Sie mit Ihren Gedanken in den Raum, in dem Ihr Kind ist. Stellen Sie sich vor, was es gerade macht: Schläft es, oder turnt es herum? Lutscht es am Daumen, oder trinkt es Fruchtwasser? Stellen Sie sich vor, was Ihr Kind in seinem Lebensraum hören kann, was es fühlt und was es sieht. Nehmen Sie Eigenheiten des Kindes schon jetzt wahr, und nehmen Sie Ihr Kind so an, wie es ist.

Wenn Sie jetzt das Baby streicheln und versuchen, seine Umrisse zu spüren, dann ist es gut möglich, dass Ihr Kind antwortet, dass es sich zur Berührung hinbewegt oder dagegenpufft. Sie können vielleicht richtig mit Ihrem Kind »spielen«. Sprechen Sie auch beide mit ihm, singen Sie ihm vor oder summen Sie eine Melodie. Vielleicht möchten Sie es sacht hin- und herschaukeln, es wiegen zu einem Wiegenlied.

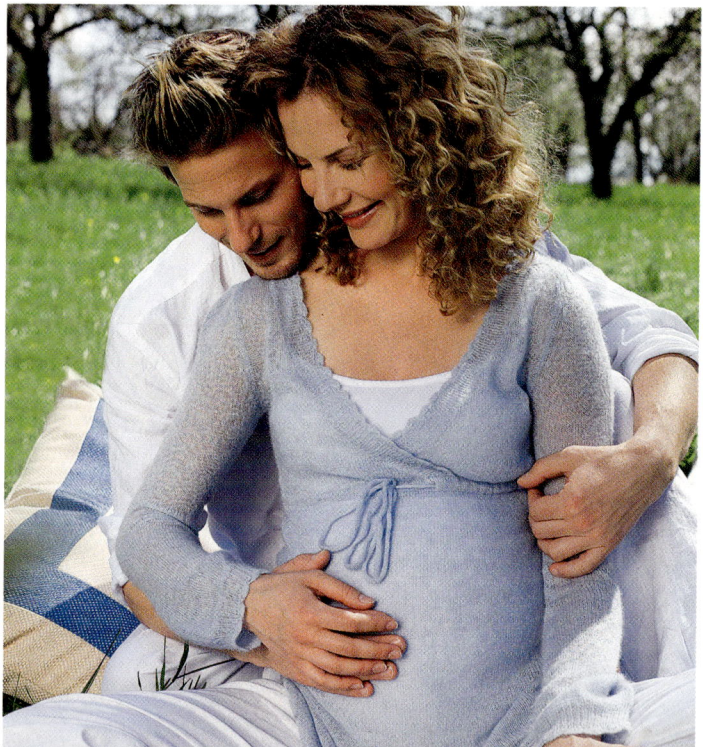

Genießen Sie die gemeinsame Zeit zu dritt.

Wenn Ihnen danach ist, verabschieden Sie sich wieder vom Kind. Nehmen Sie sich beide angekuschelt wahr und genießen Sie Ihr Zusammensein.

Sie können übrigens auch gemeinsam Walzer tanzen, z.B. zu »Guten Abend, gute Nacht« (einem Dreivierteltakt), und Ihr Kind dabei wiegen. Aber egal, welche Melodie und welche Bewegung: Das, was Sie genießen, wird auch Ihr Kind erfreuen. Wenn ein Kind eine Musikrichtung oder Bewegung nicht mag, spüren Sie seinen Protest wahrscheinlich an heftigen Bewegungen.

Woher weiß ich, was mein Baby nicht mag?

Visualisierung des Kindes

Setzen Sie sich bequem und schließen Sie die Augen. Spüren Sie den Kontakt zur Unterlage, und fühlen Sie sich von ihr getragen. Folgen Sie Ihrem Atem in den Raum, in dem Ihr Kind ist, und gehen Sie mit Ihrer Aufmerksamkeit zu Ihrem Kind. Stellen Sie sich den kleinen Körper vor, den Kopf, Arme und Beine, die kleinen Finger und Zehen. Wie fühlt sich wohl das warme Fruchtwasser auf seiner Haut an? Wie die Berührungen der Gebärmutterwand mit der Nabelschnur oder der Plazenta? Stellen Sie sich vor, wie es für das Kind ist, im Fruchtwasser zu schwimmen, schwerelos.

Stellen Sie sich nun einmal die Geräusche vor, die Ihr Kind in der Gebärmutter hört: die Darmgeräusche, das Pulsieren der großen Adern, seine eigenen Herzgeräusche oder von Ferne das fortwährende Klopfen Ihres Herzens.

Auch Stimmen von außen dringen an sein Ohr: Ihre Stimme, die des Partners, Musik und andere Geräusche. Ob Ihr Kind vielleicht lauscht? Merken Sie, dass es bestimmte Stimmen, Töne besonders gern mag?

Seien Sie mit Ihrem ganzen Bewusstsein bei Ihrem Kind. Spüren Sie seine Einzigartigkeit, das Besondere, das sich in Ihrem Bauch entwickelt. Spüren Sie, wie nah Sie ihm sind.

Teilen Sie ihm Ihre Gedanken mit, auch Ihre Befürchtungen, und lassen Sie ihm liebevolle Botschaften zukommen.

Paarübungen

Die bisher beschriebenen Übungen machen Sie entweder allein, oder Sie leiten Ihren Partner an und er Sie. Die folgenden Übungen führen Sie gemeinsam durch. Wenn der Partner mit in den Kreißsaal geht, sollten Sie mit solchen Übungen vertraut sein. Sie helfen Ihnen, die neue Körperlichkeit und das wachsende Leben im Bauch gemeinsam zu genießen. Auch hier sollte Ihr Partner zuerst von Ihnen »behandelt« werden, dann weiß er, wenn Sie an der Reihe sind, schon aufgrund seiner Erfahrungen, worauf es ankommt.

Entspannungslage

Für Entspannungsübungen eignet sich am besten die Entspannungslage (s. Foto S. 47). Probieren Sie aus, ob diese klassische Seitenlage Ihnen gefällt. Sie liegen auf der Seite, ein Arm bequem angewinkelt vor Schultern und Kopf, der andere Arm liegt hinter Ihrem Rücken. Das vordere Knie ist angewinkelt und wird durch ein Kissen oder eine Rolle unterstützt. Das ist bequemer für Ihren Bauch. Ruckeln Sie sich zurecht und spüren Sie nach, wie es für Sie am besten ist. In dieser Entspannungslage schlafen auch viele Frauen gern in der Schwangerschaft.

Entspannungsübung mit Tennisball

Einer von Ihnen beiden legt sich bequem hin in die seitliche Entspannungslage, rekelt sich zurecht und kommt zur Ruhe. Nehmen Sie auch in dieser Position Kontakt zur Unterlage auf und

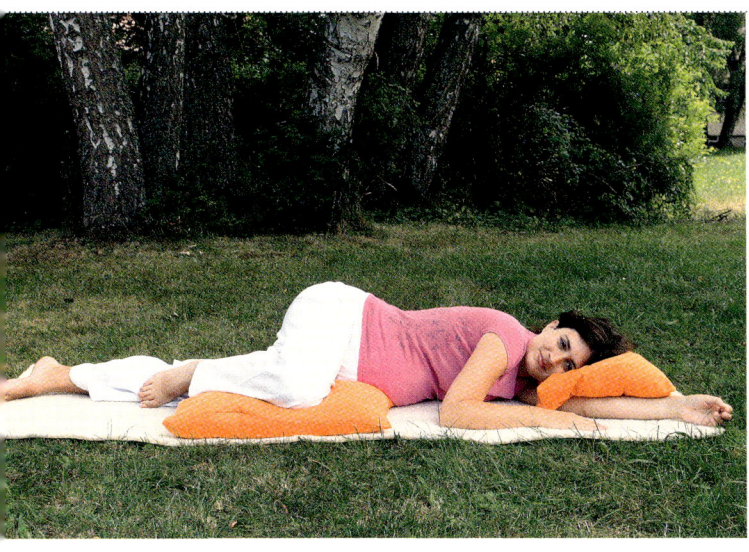

Die seitliche Entspannungslage ist in der Schwangerschaft besonders bequem.

überlassen Sie sich der Unterlage, werden Sie mit jedem Ausatmen etwas schwerer und weicher.

Ihr Partner sitzt hinter Ihnen (oder umgekehrt) und macht es sich auch bequem. Wenn Sie beide zur Ruhe gekommen sind, legt der sitzende Partner einen Tennis- oder Massageball auf einen Punkt des Rückens auf. Dann beginnt er, langsam alle Partien Ihres Rückens damit rollend zu berühren. Lassen Sie sich viel Zeit und wenden Sie sich ganz dem Partner zu, Sie wollen sich ja Gutes tun. Am Schluss bleibt der Tennisball an einer Stelle liegen und wird dann ganz sacht abgenommen. Derjenige, der entspannt wurde, spürt eine Weile nach, genießt und beginnt dann, sich zu rekeln ...

Die folgenden Übungen helfen, gegenseitig zu spüren, was für den Partner angenehm ist und wie man es ihm noch bequemer machen kann, ohne dass gesprochen wird. Während der Geburt kann eine Frau auch nicht lange erklären, was sie jetzt gerade wie haben möchte. Beachtet ihr Partner die Körpersprache, merkt er, wie er seine Frau am besten unterstützen kann.

Sich gegenseitig betten

Sie sitzen zunächst. Ihr Partner hat die Aufgabe, Sie in eine liegende Haltung zu bringen und es Ihnen so bequem wie möglich
zu machen – ohne dass Sie dabei miteinander reden. Das bedeutet, er muss erspüren, was für Sie entspannend und bequem ist.
Sie lassen es einfach mit sich geschehen und nehmen wahr, wie
es sich für Sie anfühlt. Erst wenn Ihr Partner Sie bequem gebet-
tet, Rollen und Kissen drapiert hat, können Sie ihm mitteilen,
wie sich das jetzt für Sie anfühlt und wo Sie noch etwas geän-
dert haben wollen. Wichtig ist, nichts selbst zu machen, sondern
es geschehen zu lassen. Sie können dabei wahrnehmen: Wo habe ich Widerstände, wo kann ich nachgeben? Wie verändert sich
mein Atem, wann atme ich ruhig weiter?

Erspüren Sie die
Bedürfnisse des
anderen – auch bei
der Geburt.

Rücken spüren

Sie sitzen beide im Schneidersitz, Rücken an Rücken, und lassen
die Augen zufallen. Beobachten Sie zunächst, wie Sie sitzen. Sitzen Sie selbstständig? Lehnen Sie sich an den Partner? Drücken
Sie den anderen eher weg? Wer lehnt sich an wen? Wie nehmen
Sie den eigenen Rücken und wie den des Partners wahr?

Nun reiben Sie Ihre Rücken aneinander und spüren dann nach:
Wie ist mein Rücken? Warm? Lang? Breit? Weit? Groß? Spüre
ich den Atem in meinem Rücken? Und im Rücken des Partners?

Behalten Sie die Haltung bei und rücken Sie nun ein kleines
Stückchen auseinander. Wie fühlt sich das jetzt an? Kälter? Un-
verändert? Sitzt jeder selbstständig auf seinen Sitzbeinhöckern?

Gemeinsam mit dem Partner kann man auch sehr gut ausprobieren, ob es leicht- oder schwerfällt, loszulassen, sich anderen zu
überlassen und sich zu öffnen. Sich so zu entspannen, dass man
anderen »Körperteile überlässt«, geht nur, wenn man dem Part-

ner vertrauen und sicher sein kann, dass er ganz liebevoll und vorsichtig und mit sachten Bewegungen mit dem Körperteil umgeht. Aus Spaß mal kurz fallen lassen oder kitzeln wird dazu führen, dass sich die Partnerin nicht mehr auf die Übung einlassen kann. Wenn Sie selbst bei dieser Übung merken, dass Sie sich lieber kontrollieren und z. B. Ihr Bein nicht dem Partner überlassen können, dann sollten Sie zunächst die anderen Paarübungen öfter durchgeführt haben, bis Sie in einer ruhigen, entspannten Atmosphäre immer mal wieder »Bein überlassen« üben.

Bein überlassen

Sie liegen wieder auf dem Rücken und rekeln sich zurecht, schließen die Augen, spüren den Kontakt zur Unterlage und werden mit jedem Ausatmen ein bisschen schwerer. Sie können sich ganz der Unterlage überlassen, Sie brauchen nichts anzuspannen oder zu halten.

Der Partner kniet neben dem rechten Bein und hebt es dann vorsichtig an, dabei fasst eine Hand unter die Kniekehle, die andere unter die Ferse. Ihr Bein wird jetzt ganz sicher gehalten und Sie versuchen, das ganze Gewicht des Beines dem Partner zu überlassen. Der beginnt nun, mit ganz kleinen Bewegungen mit dem Bein zu kreisen. Spürt er keinen Widerstand, kann er die Kreise langsam größer werden lassen. Sie vertrauen Ihr Bein ganz Ihrem Partner an und lassen es führen. Spüren Sie dabei, wo Sie Ihr Bein überlassen können, wo Sie sich gegen die Führung wehren, wo Sie sich öffnen können und wo Ihnen das schwerfällt. Dabei darf der Partner das Bein aber nicht in Richtung Körper drücken, sondern sollte eher eine leicht ziehende Bewegung durchführen.

Hat Ihr Partner das Bein so in alle Richtungen bewegt, legt er es langsam und sacht wieder ab und streicht noch mehrmals von

Den Körper bei der Geburt »machen zu lassen« – das lernen Sie mit diesen Übungen.

den Oberschenkeln bis zu den Zehenspitzen hinunter das Bein aus. Nehmen Sie wahr, wie sich das Bein jetzt im Vergleich zum anderen anfühlt, und dann können Sie noch das andere Bein genauso »behandeln«.

Beide Beine überlassen

Sie liegen wie bei der obigen Übung. Nun nimmt der Partner beide Beine (nacheinander) in der Kniekehle hoch und führt vorsichtige kreisförmige Bewegungen aus. Spüren Sie, ob Sie dagegenarbeiten oder sich überlassen können. Achten Sie beide auf Ihren Atem. Fließt er weiter? Zum Schluss legen Sie die Beine langsam ab, streichen sie von oben nach unten aus. Sie spüren etwas nach und rekeln sich dann langsam. Tauschen Sie sich aus, wie es Ihnen mit der Übung erging.

Am schwierigsten ist es, den Kopf zu überlassen. Aber wenn Sie aufeinander eingehen, ist das eine sehr angenehme Übung.

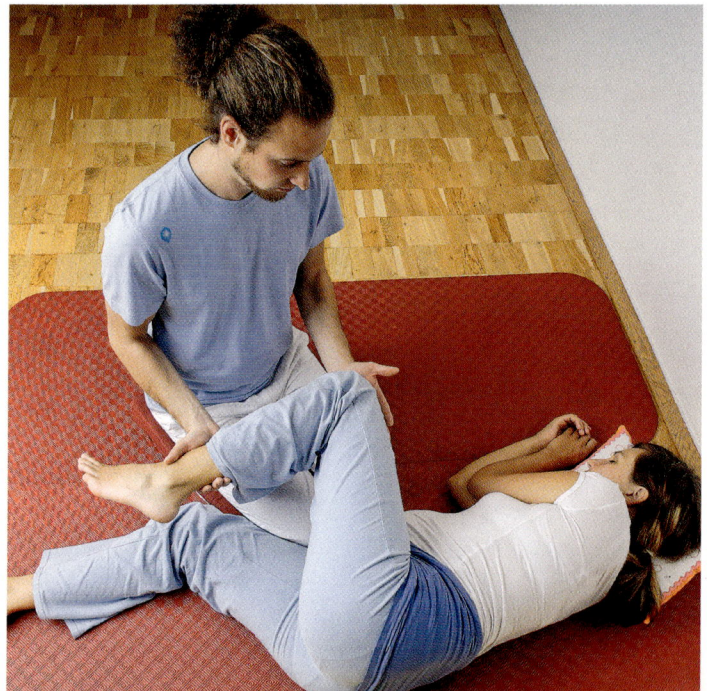

Es ist nicht ganz einfach, dem Partner ein Bein zu überlassen.

Kopf überlassen

Wieder in Rückenlage, spüren Sie Ihr Gewicht auf der Unterlage und nehmen Sie wahr, wie der Kopf auf der Unterlage aufliegt. Sie als Partner knien bequem hinter dem Kopf. Wenn Sie beide zur Ruhe gekommen sind, legen Sie beide Hände im Nacken am Haaransatz unter den Kopf Ihrer Partnerin. Spüren Sie, dass Ihre Partnerin den Kopf Ihren Händen überlässt (das kann eine ganze Weile dauern), dann bewegen Sie den Kopf extrem vorsichtig millimeterweise zu den Seiten mit einem ganz leichten Zug vom Körper weg. Wenn Ihre Partnerin beim leichten Anheben den Kopf nicht überlässt, dann ziehen Sie nur sacht und langsam die Hände abwechselnd am Hinterkopf durch. Dabei halten Sie den Kopf immer gut und heben ihn nicht an.

Wenn Sie den Kopf langsam und vorsichtig wieder ablegen, streichen Sie vom Haaransatz nach hinten bis über die Haarspitzen aus.

Berührungsentspannung

Wenn der Partner und die Hebamme Sie darin unterstützen, sich zu entspannen und fallen zu lassen, hilft Ihnen das während der Geburt. Wichtiger als die Entspannung ist dabei, dass Sie sich der Geburtsarbeit überlassen und mit Ihrem Körper mitschwingen. Sie erinnern sich: Wenn Sie zum Beispiel den Po oder die Lippen vor Anspannung zusammenkneifen, dann setzen Sie damit Widerstände: Der Beckenboden ist unnötig angespannt, und die Eröffnung des Muttermundes fällt schwerer. Ihr Partner kann Ihnen kleine Signale geben, wo er Verspannungen wahrnimmt. Durch Druck oder Ausstreichen dieser Körperstellen kann er Ihnen helfen, loszulassen. Das rhythmische Ausstreichen hilft Ihnen, den gleichmäßigen Atemfluss wiederzufinden. Mit den vorgeschlagenen Paarentspannungen können Sie sich gut für die Geburt vorbereiten.

Berührungsentspannungen können bei der Geburt helfe

Mit Berührungsentspannungen können Sie sich gegenseitig Gutes tun und liebevoll miteinander umgehen. Eine Voraussetzung für gegenseitige Entspannung ist, dass derjenige, der versucht, den anderen zu entspannen, selbst nicht zu angespannt ist. Daher sollten Sie ungestörte, gemütliche Situationen finden, in denen Sie sich auf Ihren Partner einlassen können. Bei den Berührungsentspannungen sollten Sie auch auf jeden Fall wechseln, sodass beide in den Genuss kommen. Zudem weiß der jeweils andere durch eigenes Erspüren viel besser, was angenehm und was unangenehm ist: wenn z. B. eine Bewegung gestoppt und die Spannung nicht komplett aus einem Körperteil herausgenommen wird.

Sachte Berührungsentspannung

Dafür legt sich ein Partner in die seitliche Entspannungslage, der andere kniet seitlich neben dem Rücken, sodass er mit den Händen überall gut hinkommt, ohne sich anzustrengen. Es ist wichtig, bequem zu knien oder zu sitzen. Suchen Sie sich erst eine bequeme Haltung. Falls Sie lieber knien, legen Sie sich ein dickes Kissen zwischen Po und Ferse.

Bitten Sie nun Ihre Partnerin, es sich bequem zu machen und das Gewicht ganz der Unterlage zu überlassen, sich zurechtzurekeln und mit jedem Ausatmen schwerer in die Unterlage einzusinken. Sind Sie beide zur Ruhe gekommen, dann beginnen Sie, indem Sie eine Hand langsam der Schulter nähern, sie sacht auflegen und sie einsinken zu lassen. Derjenige, der liegt, versucht, sich dieser Berührung bewusst zu werden und dorthin zu atmen. Nach einer Weile nehmen Sie die Hand wieder ganz langsam ab. Die Partnerin gibt mit dem Leichterwerden alle Anspannung her (stellen Sie sich einen aufgehenden Hefeteig vor oder einen zerfließenden Camembert). Dann suchen Sie sich eine neue Stelle: die andere Schulter, Nacken, Taille, Po, Oberschenkel und das Gesicht. Jedes Mal lassen Sie die Hand einsinken, und die Partnerin atmet zu der Berührung hin – und wenn die Hand langsam und sacht wieder abgenommen wird, geben Sie alle Anspannung her und werden ganz weich und nachgiebig. Sind alle Körperteile durch die Berührung entspannt, dann ist es besonders angenehm, zum Schluss den ganzen Körper auszustreichen, und zwar mit beiden Händen vom Kopf bis zu den Zehenspitzen; in einer Bewegung, ohne Unterbrechung, mehrmals von oben nach unten. Jetzt erst beginnt die Liegende, sich zu rekeln, zu stöhnen, zu gähnen und den Körper nach und nach zu dehnen und auch mal kurz anzuspannen und wieder loszulassen.

Berührungsentspannung mit leichtem Druck
Wie oben zunächst entspannt sitzen bzw. liegen und zur Ruhe kommen.

Diesmal wird mit der Hand auf die zu entspannende Stelle ein leichter Druck ausgeübt. Die Liegende versucht, zu diesem Druck hin zu entspannen. Hat der Sitzende dann das Gefühl, die Spannung sei gewichen, dann nimmt er sie durch Ausstreichen des entsprechenden Körperteils heraus: bei Schulter oder Nacken die Arme bis über die Fingerspitzen ausstreichen, beim Po über die Beine bis zu den Zehen. Zum Schluss wieder den ganzen Körper mehrmals mit beiden Händen in einer langsamen, ruhigen Bewegung ausstreichen.

Der Partner kann Spannung aus Ihrem Körper nehmen.

Tauschen Sie sich immer nach diesen Übungen aus. Sagen Sie dem Partner, was angenehm oder weniger angenehm war oder zu schnell, zu fest. Dadurch wissen Sie beide, wie Sie Ihrem Partner oder Ihre Partnerin am wirkungsvollsten helfen, zu entspannen. Wenn Sie mit diesen Übungen öfter ausprobiert haben, zum Druck oder zur Wärme hin zu entspannen, dann kann das

Auflegen der Hand bei der Geburt sofort ein Signal sein: »Lass hier mal los, entspann dich…« Das funktioniert in der extremen Geburtssituation besser über Körpersprache, als wenn Ihr Partner Ihnen sagt: »Entspanne dich.« Berührungen sind vor allem bei einer Wehe wichtiger als reden.

Machen Sie die Probe aufs Exempel in alltäglichen Situationen: Wenn Ihr Partner verspannte Gesichtszüge hat, hochgezogene Schultern oder… Mit Ausstreichen können Sie den einzelnen Körperteil sicherlich entspannen.

Massagen

Dabei geht es nicht darum, sich »durchzukneten«, es handelt sich vielmehr um Ausstreichen, Streicheln. Mit ausstreichenden Bewegungen vom Körper weg wird Spannung aus den Körperteilen genommen. Um sich wirklich gegenseitig Gutes zu tun, sollten Sie sich wieder mitteilen, was Ihnen angenehm und was unangenehm war, ob Sie die Berührung z.B. eher leichter oder lieber fester mögen.

Fußmassagen

Sie helfen nicht nur bei müden Füßen und Beinbeschwerden, sondern wirken auch auf den ganzen Körper. Füße müssen viel aushalten und sind doch sehr vernachlässigt. Massieren Sie nicht zu leicht, damit es nicht »kitzelt«.

Ein Partner liegt bequem, und der andere sitzt davor. Wenden Sie sich zunächst dem linken Fuß zu und massieren Sie die Zehen. Ziehen Sie die Zehen zum Abschluss mit leichten, kreisenden Bewegungen nach oben. Massieren Sie dann den Fußballen, die Ferse, Knöchel, Fußgelenk und die obere Seite der Füße. Bevor Sie mit dem rechten Fuß beginnen, lassen Sie Ihrem Partner etwas Zeit, den Unterschied zwischen den Füßen zu spüren.

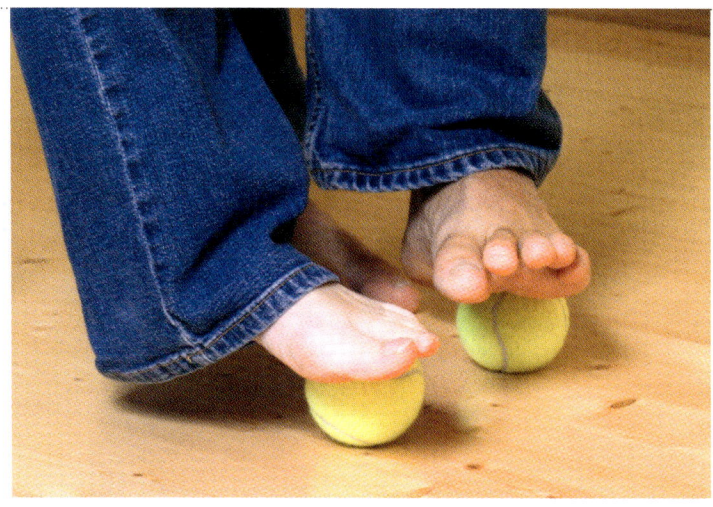

Die Fußmassage mit dem Tennisball ist belebend.

Fußmassage mit dem Tennisball

Eine intensive Fußmassage können Sie sich auch selbst geben, indem Sie im Stehen Ihren Fuß auf einem Tennisball abrollen. Versuchen Sie, wirklich alle Bereiche des jeweiligen Fußes zu erreichen. Spüren Sie wieder den Unterschied, ehe Sie das Bein wechseln.

Rückenmassagen

Probieren Sie verschiedene Rückenmassagen aus:

> den Rücken in gleichmäßigen, ruhigen Bewegungen ausstreichen,
> den Rücken mit der hohlen Hand ausklopfen,
> Rücken, Schultern und Nacken mit leichten Klopfbewegungen der Fingerkuppen – wie Regentropfen – durchklopfen,
> den Rücken links und rechts der Wirbelsäule durch kreisende Bewegungen der Finger oder durch Abheben der Hautschicht massieren,
> den Rücken mit beiden Händen durchmassieren,
> den »verlängerten Rücken« mit Kneten oder streichenden, reibenden Bewegungen massieren.

Bauchmassage

Bauchmassagen sind nicht für alle Frauen angenehm, vor allem nicht während der Geburt. Massieren und Reiben des Bauches verstärken Wehen. Sie können aber eine ganz zarte Berührung mit den Fingerspitzen (Effleurage) ausprobieren.

Sind Bauch- oder Leistenmassagen für jede Frau hilfreich?

Der Partner streicht entweder im Uhrzeigersinn um den Bauch herum, oder er streicht vom Bauchnabel ausgehend außen um den Bauch herum beim Einatmen und die Leisten aus beim Ausatmen.

Das Ausstreichen der Leisten kann sehr angenehm sein, wenn eine Frau dort die Wehen sehr intensiv spürt. Sie können dabei auch nur rhythmisch von der rechten Leiste zur linken Leiste streichen, immer abwechselnd mit Ihrer linken und rechten Hand.

Kreuzbeinmassage

Die wichtigste Massage ist die Kreuzbeinmassage. Eigentlich handelt es sich eher um Druck als um Massage. Aber Frauen, die starke Kreuzschmerzen bei der Geburt haben, brauchen das, womöglich stundenlang, als Gegendruck, der Spannungen löst.

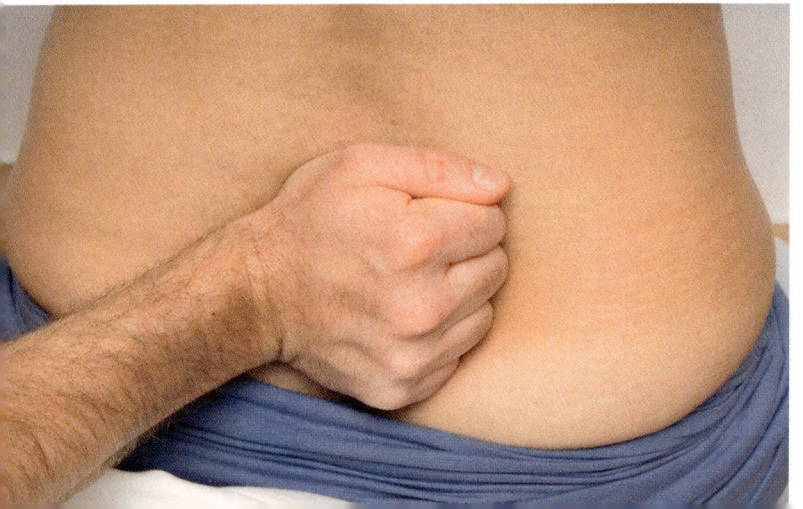

Verstärken Sie den Druck durch Einsatz Ihres Körpergewichts.

Der Partner übt mit der Faust oder beiden übereinandergelegten Händen einen starken Druck auf den Bereich des unteren Kreuzbeins aus. Üben Sie es ruhig mit starkem Druck, das ist meist angenehm. Während der Geburt wird Ihre Frau Ihnen genau sagen, wie fest sie es haben will. Da Sie den Druck eventuell während vieler, vieler Wehen ausüben müssen, ist es zum einen wichtig, wirklich nur zu drücken und nicht zu massieren (die Haut wird sonst wund), und zum anderen, dass Sie mit Ihrem Körpergewicht arbeiten, sonst wird es zu anstrengend. Achten Sie schon beim Üben darauf, dass Sie den Druck entsprechend der Wehenintensität steigern. Nach dem Ende der Wehe ist es meist angenehm, wenn der ganze Bereich ausgestrichen oder der Po geknetet wird.

Frauen lieben die Kreuzbeinmassage während der Geburt.

Oberschenkelmassage

Mit einer Massage auf der Innenseite der Oberschenkel verstärken Sie das Sichöffnen und Entspannen des Beckenbodens.

Die Innenseiten der Oberschenkel werden vom Partner von oben nach unten, entweder bis zum Knie oder bis zu den Füßen, ausgestrichen, immer im Rhythmus des Ausatmens der Partnerin. Bei hektischem Atmen Ihrer Partnerin können Sie mit den ausstreichenden Bewegungen den Atem wieder beruhigen.

Ausstreichende Massagen entspannen, lockern und beruhigen den Atem.

Gesichtsmassage

Viele Frauen mögen während der Geburt eine Gesichtsmassage. Sie können damit auch einzelne Partien entspannen, wenn Ihnen auffällt, dass die Partnerin z. B. die Stirn runzelt oder die Lippen zusammenpresst.

Sie nehmen den Kopf der Partnerin so zwischen Ihre Hände, dass diese auf ihren Ohren liegen. Dort lassen Sie die Hände eine Weile ruhen, um beide zur Ruhe zu kommen. Dann streichen Sie die Stirn zu beiden Seiten hin mit den Fingern aus. Die Oberlider mit ganz sanften, kreisenden Bewegungen von der Mitte nach außen massieren, die Unterlider von innen nach außen sacht ausstreichen. Dann mit den Daumen von der Nasenwurzel an beiden Seiten der Nase zu den Nasenflügeln hin streichen. Die Punkte neben der Nase mit den Daumen auf der Stelle kreisend sanft massieren. Von dort aus über die Wangenknochen ausstreichen und dann den Oberkiefer zwischen Nase und Lippen von innen nach außen mit kreisenden Bewegungen massieren. Nun vom Kinn ausgehend den Unterkiefer mit Finger und Daumen massieren und auf den Kiefergelenken etwas verweilen, eventuelle Verspannungen spüren und sacht massieren. Dazu sollte die Partnerin den Mund etwas öffnen, um den Kiefer zu lockern. Jetzt das Ohr sanft durchkneten, sacht an den Ohrläppchen und am Ohr ziehen. Dann wird die Kopfhaut intensiv mit den Fingerspitzen massiert, nicht zu fest und mit viel Gefühl. Zum Schluss mit beiden Händen das Gesicht bedecken (nicht die Nase), vor allem die Augen, und einige Minuten das Gesicht bedeckt halten.

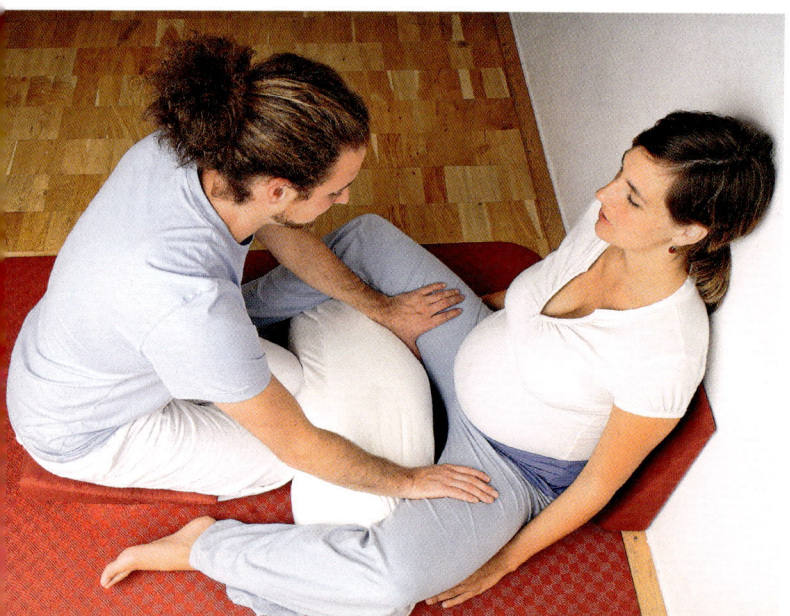

Die Innenseiten der Oberschenkel immer nur von oben nach unten ausstreichen.

Der Atem

Es gibt verschiedene Möglichkeiten, sich mit dem Atmen die Geburt zu erleichtern. Manchen Frauen hilft es, durch intensives Training vorgegebene Atemrhythmen bei der Geburt anzuwenden. Verläuft die Geburt anders als erwartet, können Sie mit solchen Atemtechniken aber auch schnell aus dem Konzept kommen. Am günstigsten ist es, wenn Sie flexibel auf den Geburtsablauf reagieren und Ihr Atmen intuitiv der Situation anpassen können. Atem in der Geburtsvorbereitung bedeutet daher vor allem bewusstes Atmen. Dazu sollten Sie einfach wissen, wie Sie normalerweise atmen und wie Sie in bestimmten aufregenden oder schmerzhaften Situationen reagieren.

Bewusst und gleichmäßig zu atmen dient nicht nur der Erleichterung bei Wehenschmerzen, sondern die kontinuierliche Sauerstoffzufuhr wird von Ihrem Körper dringend für die Geburtsarbeit benötigt und natürlich von Ihrem Baby.

In unserem täglichen Leben sind wir eher darauf bedacht, uns zu kontrollieren, nicht laut zu atmen oder gar zu stöhnen – obwohl das sicher oft guttäte. Wären wir also nicht so »ordentlich erzogen«, würden wir wahrscheinlich auch bei der Geburt instinktiv das Richtige tun: Laut atmen und stöhnen! Da wir es nicht mehr instinktiv machen, müssen wir das Verhalten für die Geburt wieder üben. Denken Sie dabei immer daran und akzeptieren Sie: Ich kann nicht mit dem Kopf gebären; für das Gebären benötige ich keine intellektuellen Fähigkeiten. In dieser elementaren Situation kommt es darauf an, den Körper gewähren zu lassen – und nicht zusätzliche Schwierigkeiten dadurch aufzubauen, dass ich mich gegen den Ablauf, gegen die Wehen wehre. Darum ist es so wichtig, mit dem Atem mit den Wehen mitzuschwingen. Am Beginn der Wehentätigkeit unterstützt er den ruhigen, gleichmäßigen Rhythmus der Wehen, mit der Zeit wird er heftiger, laut und schneller.

Im Folgenden geht es zuerst um die Wahrnehmung des eigenen Atems, um das bewusste gleichmäßige Atmen und um spezielle Atemformen für schwierige Situationen.

Atem kennenlernen, Atmen üben

Wie ist Ihr Atem gerade jetzt beim Lesen? Was spüren Sie beim Ein- und Ausatmen? Was ist Ihnen angenehmer? Was betonen Sie mehr, das Ein- oder das Ausatmen? Machen Sie nach dem Ausatmen eine Pause? Und nun achten Sie einmal darauf, wo in Ihrem Körper Sie die Atembewegungen spüren.

Erinnern Sie sich an verschiedene Begebenheiten: Sie standen in einer überfüllten S-Bahn, Sie haben sich in den Finger geschnitten, beim Zahnarzt sollten Sie eine Füllung bekommen... Was geschieht jeweils mit Ihrem Atem?

Bei Schmerz und Schreck halten wir in der Regel zunächst die Luft an und atmen dann sehr flach weiter. Aber auch Ängste, Kälte, Wärme, Berührung, enge Kleidung und Bewegungen verändern unseren Atem. Nehmen Sie das im Alltag wahr, so häufig es geht – als Vorbereitung auf die Geburt, wo es darauf ankommt, die Aufmerksamkeit auf ruhiges Weiteratmen zu richten. Merken Sie z. B. bei einer Besprechung, dass Sie sich über einen Kollegen ärgern und deswegen nur noch gepresst und oberflächlich atmen, so können Sie sofort versuchen, auf eine ruhige, tiefere, gleichmäßige Atmung umzustellen und so die Stresssituation zu entspannen.

Beobachten Sie Ihren Atem täglich – und setzen Sie ihn bewusst ein, um zu entspannen.

Grundübung für das Atmen: Rekeln

Mit intensivem Rekeln erreichen Sie eine Atemanregung. Probieren Sie es aus: Drehen Sie die Handflächen nach außen und schieben Sie die Arme weit seitlich in den Raum, bis Sie die Dehnung in den Handflächen spüren. Dehnen Sie sich eine Weile in alle Richtungen, dehnen Sie den Rücken, die Beine bis in die Fersen hinein, rekeln Sie sich genüsslich. Nehmen Sie sich viel Zeit und genießen Sie das Rekeln. Dann werden Sie wahrscheinlich automatisch gähnen. Das ist gut so. Auch wenn Ihre Augen anfangen zu tränen. Sie lösen mit dem Rekeln, dem Gähnen und den Tränen Spannungen.

Gewöhnen Sie sich an, morgens oder wenn Sie tagsüber müde sind, sich richtig genüsslich mehrere Minuten zu rekeln. Sie werden überrascht sein, wie die bessere Durchblutung und die intensiven Atemimpulse Sie schnell fit machen. Nachdem Sie sich gerekelt haben, sollten Sie jetzt Ihren Atem wahrnehmen.

Sich rekeln, stöhnen, gähnen – das ist entlastend und gesund!

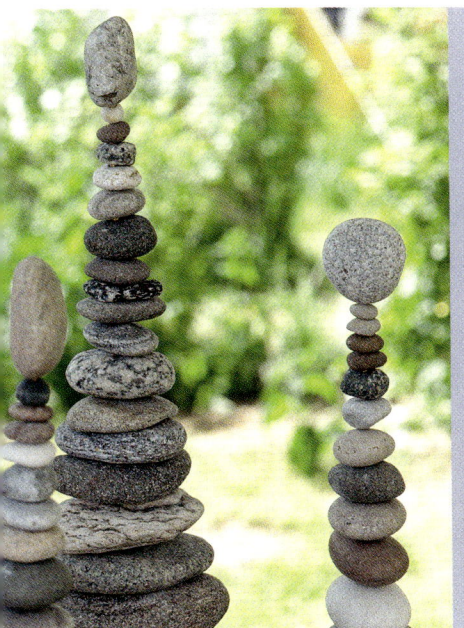

Wie Ihnen der Atem bei der Geburt hilft:
> Die Gebärmutter ist leistungsfähig, wenn sie ausreichend mit Sauerstoff versorgt wird.
> Ihr Kind ist gut versorgt und kann seinen Weg leichter finden.
> Sie haben weniger Schmerzen, da der Sauerstoff die Gefäße erweitert, statt sie anzuspannen und vermehrt Schmerzsignale zu senden.
> Die Konzentration auf den Atem hilft, sich nicht gegen die Wehen zu wehren, sondern sich darauf einzulassen.
> Sie haben mehr Kraft, Energie, Ausdauer und Stärke.

Atemwahrnehmung

Sie legen oder setzen sich bequem hin und schließen die Augen. Legen Sie eine Hand vorn auf die Bauchdecke und eine hinten auf das Kreuzbein. Lassen Sie den Einatem einströmen und spüren Sie nach, wo der Einatem fließt, wo in Ihrem Körper Sie ihn wahrnehmen können.

Lassen Sie mit dem Ausatmen los, atmen Sie mit einem Ton »haa« aus und spüren Sie, wie Sie ganz weich werden beim Ausatmen. Wo kommt der Ausatem her? Von wo spüren Sie die Bewegungen, und wo enden sie? Spüren Sie, dass der Einatem ganz ohne bewusste Anstrengung überall hinfließt, in alle Körperräume? Und spüren Sie, dass der Ausatem von überall her kommt und wieder in Ihrer Mitte endet? Spüren Sie Ihrem Atemstrom nach und lassen Sie ihn fließen. Sie müssen nichts machen, der Atem kommt und geht, und Sie nehmen einfach wahr, wie »es« atmet.

Atemwahrnehmung mit Partner

Sie sitzen bequem im Schoß Ihres Partners. Sie atmen ruhig und gleichmäßig, ganz ohne Anstrengung. Der Partner legt seine Hände seitlich auf Ihre unteren Rippen in Zwerchfellhöhe. Nehmen Sie nun Ihren Atem unter seinen Händen wahr. Können Sie die Atembewegungen dort spüren? Nun wandern die Hände auf den Rücken oberhalb der Taille. Spüren Sie auch dort unter den Händen Ihren Atem? Als Nächstes legt der Partner die Hände vorn auf Ihren Bauch, und Sie nehmen dort den Atem unter seinen Händen wahr. So können Sie spüren, dass Ihr Atem überall ist, rundherum.

Den Unterschied zu aktivem, gewolltem Atmen können Sie wahrnehmen, wenn Sie jetzt einmal übertrieben in den Bauch einatmen, so wie wir als Kinder aufgefordert wurden, tief die gesunde, frische Luft einzuatmen. Spüren Sie einen Unterschied?

Wohin geht die Bewegung beim Einatmen jetzt? Sie werden spüren – und auch Ihr Partner unter seinen Händen –, dass sich bei diesem gewollten, angestrengten Atmen die Bewegung seitlich am Bauch als Anspannung bemerkbar macht. Beim zugelassenen, ruhigen Atmen verläuft im Gegensatz dazu die Bewegung mehr nach vorn und rundherum. Vielleicht fällt Ihnen auch noch auf, dass Sie beim angestrengten Atmen die Schultern hochziehen, den Nacken, die Kiefergelenke, den Mundbereich anspannen und die Stirn in Falten legen. Mit diesem gepressten Atmen blockieren Sie Ihren Atemfluss. Daher sollten Sie zum Abschluss auf jeden Fall wieder unangestrengt den Atem fließen lassen. Genießen Sie, wie der Atem kommt und geht, ganz ohne Anstrengung, und wie Sie mit dem Atmen loslassen.

Bei den Berührungsentspannungen haben Sie ja schon gespürt, dass der Atem überall hinfließt. Sie können das auch für sich bewusst zur Entspannung und Schmerzlinderung einsetzen: in der Schwangerschaft bei schmerzenden Körperteilen und bei der Geburt, indem Sie den Sauerstoff zur »Arbeitsstelle« Gebärmutter fließen lassen.

Zur Bedeutung des Ausatmens

Mit der bewussten Atemwahrnehmung haben Sie schon die Basis für die Wehenatmung gelegt. Zur Vorbereitung auf die Geburt müssen Sie aber auch die Bedeutung des Ausatmens kennen und entsprechend üben.

Sie haben gespürt: Das Einatmen geht von selbst. Von der Atemfunktion her brauchen Sie dazu auch nichts beizutragen. Es geschieht tatsächlich von selbst. Das liegt daran, dass das Zwerchfell – die Muskelplatte, die Brust- und Bauchraum trennt und für das Atmen zuständig ist – sich nach dem Ausatmen nach unten wölbt und so den Brustraum erweitert. Dadurch wird die

Luft dünner, ein Sog entsteht, und der Einatem beginnt automatisch einzuströmen. Die Bewegungen des Zwerchfells können Sie auch von außen spüren, wenn Sie Ihre Hände auf die unteren Rippen legen.

Spüren Sie selbst im Alltag: Bewusst ausatmen hilft, zur Ruhe zu kommen. Für die Geburt (wie auch für andere anstrengende Tätigkeiten) ist es sinnvoll, das Ausatmen zu betonen. Und zwar deshalb, weil wir die Tendenz haben, wenn unsere Atmung durcheinandergeraten ist, immer stärker und mehr einzuatmen. Das funktioniert aber nur, wenn wir durch das Ausatmen Raum für den frischen Atem schaffen. So atmen wir automatisch die erforderliche Menge ein. Das können Sie in den letzten Monaten der Schwangerschaft gut ausprobieren, wenn Sie etwas kurzatmig werden. Aber auch jederzeit, wenn Sie sich anstrengen. Viele werden es vom Sport kennen: Das Ausatmen ist immer besonders wichtig. Das gilt auch bei allen Formen der Entspannung.

Bewusst Ausatmen hilft, zur Ruhe zu kommen.

Atemwahrnehmung Ausatmen

Sie können es also geschehen lassen: mit dem Ausatmen loslassen, in Ruhe die Atempause genießen, bis die Luft wieder einströmt. Den Atem kommen und gehen lassen. Die Atembewegung ruhen lassen, bis der Einatem wiederkommt.

Sie können sich auch Meereswellen vorstellen: Der Atem, die Welle, kommt, Sie werden von der Welle hochgetragen, und beim Ausatmen sinken Sie langsam in das Wellental. Ruhen Sie sich dort aus, genießen Sie die Atempause und lassen Sie so Welle für Welle anrollen.

Atementspannung mit Musik

Spielen Sie Entspannungsmusik, legen Sie sich bequem auf Ihre Unterlage, lassen Sie sich einsinken, und lassen Sie mit dem Ausatmen immer noch ein bisschen mehr los. Sie lauschen in sich hinein, Sie wollen im Moment nichts, und Sie sollen auch nichts.

Stellen Sie sich das Meer vor, den Strand, den warmen Sand und eine leichte Brise auf Ihrer Haut. Hören Sie, wie die Meereswellen auf und ab wogen, auf und ab. Lassen Sie Ihren Atem mitschwingen im Rhythmus der Wellen ... auf und ab ... auf und ab ... ganz von selbst geht Ihr Atem mit den Wellen ... auf und ab ...

Wenn Sie die Entspannung beenden, rekeln Sie sich ganz ausgiebig, seufzen noch einmal beim Ausatmen, gähnen und stöhnen und rekeln sich noch ein bisschen mehr.

Atemräume kennenlernen

Wahrnehmung des Mundes

Setzen Sie sich bequem hin. Beißen Sie nun die Zähne aufeinander und lassen Sie wieder los, indem Sie den Unterkiefer hin- und herbewegen. Pressen Sie die Lippen aufeinander und ziehen Sie die Mundwinkel zur Seite, nach oben und nach unten – jetzt lassen Sie die Lippen ganz weich, leicht geöffnet, aufeinander ruhen. Spüren Sie, wo die Zunge im Mund liegt. Ist sie oben gegen den Gaumen gedrückt oder vorn gegen die oberen oder unteren Schneidezähne? Lassen Sie sie jetzt bewusst auf den Grund des Mundes gleiten. Wenn die Zunge breit und schwer unten im Mund auf dem Unterkiefer liegt bzw. schwimmt, spüren Sie, wie sich Ihre Mundhöhle anfühlt, nehmen Sie den Hohlraum wahr. Lassen Sie es zu, auch wenn Sie das Gefühl haben, der Gesichtsausdruck wirke etwas komisch. Bleiben Sie mit Ihrer Wahrnehmung in der Mundhöhle.

Der Mund ist ein Atemraum, in den der Atem hineinfließt und von dort weiter in den Rachenraum. Sie können diese Räume

Die Entspannung von Mund und Zunge ist bei der Geburt wichtig. Auch für die Atemübungen sollten Mund und Zunge locker und entspannt sein.

besser spüren, wenn Sie beim Atmen den Mund öffnen und die kühle Luft in der Mund- und Rachenhöhle wahrnehmen. Die Zunge liegt dabei ganz breit in der Rundung des Unterkiefers. Wenn Sie Ihren Atem jetzt weiterbegleiten, dann atmen Sie wieder durch die Nase. Nehmen Sie als Nächstes den Brustraum wahr, spüren Sie die Größe dieses Raumes. Wohin bewegt es ihn mit dem Einatmen und wohin mit dem Ausatmen? Legen Sie zum Spüren eine Hand in Höhe des Zwerchfells und eine hinten in Höhe der Taille.

Als Nächstes kommt der Bauchraum, der Raum für Ihr Kind. Spüren Sie auch hier die Bewegungen Ihres Atems. Das Weitwerden mit dem Einatmen, das Loslassen und Zurückfließen mit dem Ausatmen.

Wird auch der Beckenboden mit dem Atem bewegt? Nehmen Sie einfach wahr; wenn Sie nichts spüren, bedrängen Sie sich nicht. Vielleicht spüren Sie es in einigen Tagen oder Wochen.

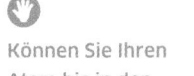

Können Sie Ihren Atem bis in den Beckenboden spüren?

Tönen

Für eine Gebärende ist es sehr erleichternd, wenn sie die Geburtsarbeit mit Tönen begleiten kann. Das geschieht oft automatisch, ohne dass sie dafür üben müsste. Trotzdem sollten Sie das Tönen vorher immer mal ausprobieren. Zum einen, damit Sie Hemmungen verlieren, zum anderen, um Töne zu finden, die Ihnen auch wirklich bei der Geburtsarbeit helfen.

Sie können den Mundbereich auch gut lockern, indem Sie Töne herauslassen oder »Kauderwelsch« vor sich hinbrabbeln. Zur Lockerung von Anspannungen und zur Atemanregung sind außerdem gut: Lachen, Weinen, Gähnen und Singen.

So wirken Töne

Setzen Sie sich entspannt hin und atmen Sie durch den Mund aus. Lassen Sie dann beim Ausatmen verschiedene Vokale zu: aaa, ooo, uuu, eee, iii. Probieren Sie die Laute auch in verschiedenen Tonlagen, hoch, mittel und tief. Welche Töne sind Ihnen angenehm? Wahrscheinlich haben Sie gemerkt, dass a, o und u in tieferen Tonlagen entspannend wirken und das Ausatmen noch mehr betonen. Üben Sie das auch einmal im Gehen und erleben Sie, mit welchen Tönen Sie mehr Schritte schaffen.

Töne, Stöhnen und Schreien können extrem eng, gepresst und verschlossen sein – und bewirken damit genau das Gegenteil von dem, was bei der Geburt erreicht werden soll. Bei hohen Tönen wird der Kiefer zusammengepresst, der Hals wird eng, der Brustkorb zieht sich zusammen, und die Bauchmuskulatur wird hart. Ein Gefühl der Hilflosigkeit und des Ausgeliefertseins tritt ein. Die angenehmen tiefen Töne dagegen betonen das Loslassen und helfen aktiv, die Wehe mit dem Atem zu begleiten.

Wehen und Atmen

Sie atmen bewusst, betonen immer das Ausatmen und lassen Töne zu, wenn Ihnen danach ist? Dann brauchen Sie vielleicht während Ihrer ganzen Geburt gar keine anderen Atemformen. Sie werden einfach wahrnehmen und nicht irritiert sein, wenn Ihr Atem z. B. zum Wehenhöhepunkt schneller und flacher und dann mit dem Nachlassen der Wehe wieder ruhiger und tiefer wird. Töne, die aus Ihnen herauskommen, werden Sie ebenso wie das Stöhnen nicht unterdrücken wollen.

Damit Sie sich aber in den Momenten, in denen Sie vielleicht von Wehen überrollt werden und nicht so gut klarkommen, an

Ihr Wehenatmen erinnern, sollten Sie es in der Schwangerschaft immer wieder üben.

Nach der Geburt berichten fast alle Frauen, der Partner sei eine große Hilfe gewesen, da er mitgeatmet habe. Üben Sie also das Wehenatmen gemeinsam, dann ist Ihr Mann vorbereitet und weiß, was jeweils gerade zu beachten ist. Das folgende kleine Programm ist entsprechend dem Geburtsablauf aufgebaut. Machen Sie sich aber bitte immer klar, dass keine Geburt nach einem strikten Schema abläuft. Es kann sein, dass die lange Eröffnungsphase mit anfänglich schwachen Wehen entfällt – und es gleich richtig zur Sache geht. In dem Fall ist es nicht einfach, gleich seinen Rhythmus zu finden, aber dann fangen Sie eben sofort an, zu tönen und zu stöhnen.

Üben Sie beim Treppensteigen, Fahrradfahren und anderen Aktivitäten, die Sie aus der Puste bringen.

Im Geburtsvorbereitungskurs wird Wehenatmen immer gleich mit entsprechenden Gebärpositionen erprobt. Das sollten sie auch zu Hause machen, um gemeinsam auszuprobieren, wie Ihr Partner Sie stützen kann und was Ihnen angenehm oder unangenehm ist.

Gebärpositionen

Die abgebildeten Gebärpositionen sind Vorschläge, die Sie mit dem Wehenatmen ausprobieren sollten. Sagen Sie dabei Ihrem Partner immer, wo er Sie stützen kann, wo Sie mehr Halt brauchen, wo es Ihnen unangenehm ist usw. Das muss vorher klar sein. Wenn Sie richtige Wehen haben, können Sie Ihrem Partner nicht lang und breit erklären, was Sie brauchen. Und auch er sollte Sie dann nicht ansprechen, denn Sie sind mit Ihrer Wehe beschäftigt.

Lernen Sie viele Varianten kennen – Sie wissen nicht, welche Sie brauchen werden.

Prinzipiell sollten Sie aufrechte Positionen üben: Sie sind nicht nur positiv für den Geburtsverlauf, sondern werden von Frauen

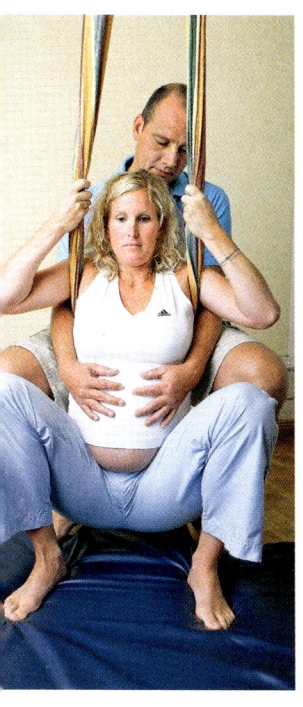

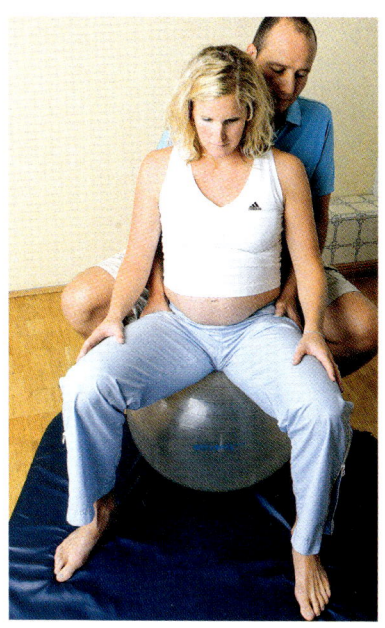

Die Frau sitzt auf dem Ball im Schoß des Mannes.

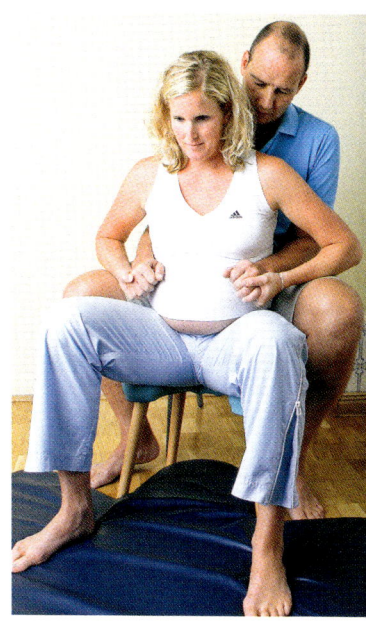

Der Partner hält sie sicher auf dem Gebärhocker.

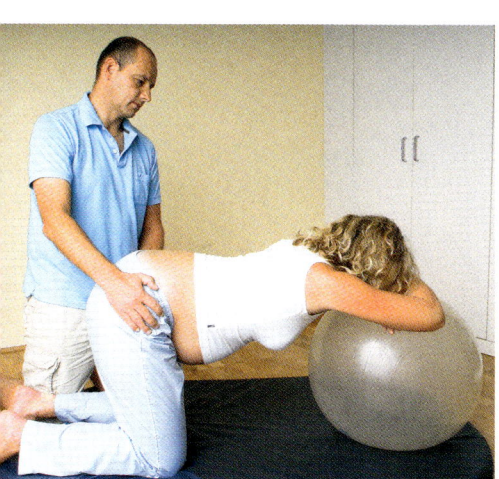

Hier werden in der Knie-Ellenbogen-Lage die Wehen veratmet.

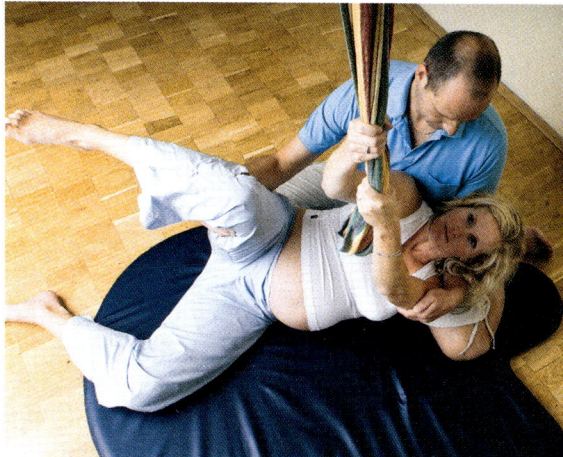

In der Seitenlage, am Seil hängend.

auch als angenehmer erlebt. Falls Sie bei der Geburt wirklich liegen wollen oder müssen, brauchen Sie das ja nicht besonders zu proben. Sie sollten dann aber daran denken, möglichst auf der Seite zu liegen und öfter von links nach rechts und zurück zu wechseln.

Die Haltungen, die Ihnen jetzt vielleicht unmöglich vorkommen, helfen Ihnen eventuell gerade bei der Geburt. In den meisten Kreißsälen können Frauen sich heute in der Eröffnungsphase bewegen, und es gibt verschiedene Möglichkeiten zur Unterstützung: z.B. große Gymnastikbälle, Seile oder Tücher von der Decke, in der Geburtsphase (Austreibungsphase genannt) stehen heute in den Geburtsräumen Gebärhöcker, -stühle, besondere Gebärbetten und vieles mehr zur Verfügung. Wie gesagt: Fixieren Sie sich nicht auf bestimmte Positionen. Denn Sie können vorher nicht wissen, wie Sie sich bei der Geburt fühlen werden. Wenn Sie z.B. entgegen Ihren ursprünglichen Vorstellungen nur liegen, gibt es keinen Grund, sich deswegen schlecht zu fühlen. Wenn Sie nach Ihrem Gefühl gehen, ist das richtig. Nachteile einer Rückenlage kann man ja ausgleichen, indem man den Oberkörper möglichst hoch lagert oder sich (wechselnd) auf die Seite legt. Manchmal ist auch die aufrechte Position nicht richtig. Ihre Hebamme und die Ärztin werden Ihnen Vorschläge machen.

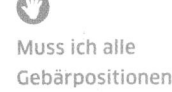

Muss ich alle Gebärpositionen ausprobieren? Ja!

Eröffnungswehen

In der ersten und längsten Phase der Geburt muss der Muttermund von geschlossen auf zehn Zentimeter Durchmesser eröffnet werden. Das kann am Anfang fast unbemerkt geschehen, aber irgendwann werden Sie die Wehen spüren und die Intensität wird sich steigern. Das ist auch gut so, denn der Muttermund muss geöffnet werden, um den Weg in den Geburtskanal für Ihr Kind zu ermöglichen.

Vorteile aufrechter Gebärpositionen

Das knöcherne Becken weitet sich in aufrechter Haltung durch die Gelenkverbindungen am Kreuzbein und durch knorpelige Verbindungen im Bereich der Schambeinfuge um ca. 0,5 bis 2 cm (gilt auch für den Vierfüßlerstand). Das wird durch Bewegungen, Beckenkreisen noch begünstigt.
Der Geburtskanal ist nach unten gestreckt und lässt Ihr Kind besser herausgleiten.
Die Beckenbodenmuskeln werden in alle Richtungen gleichmäßig gedehnt und geben so mehr Raum.
Die Wehen sind in aufrechten Haltungen intensiver und effektiver. Die Häufigkeit nimmt eher ab. Darum sind die Erholungspausen eventuell länger. Der gesamte Geburtsvorgang wird (statistisch gesehen) verkürzt. Das Wichtigste aber: Frauen beschreiben Wehen in aufrechten Positionen als angenehmer.
In aufrechter Haltung fließt der Atem freier, das Zwerchfell kann sich besser ausdehnen. Es besteht keine Gefahr eines sogenannten Vena-cava-Syndroms: In der Rückenlage kann es durch Abdrücken der großen Blutgefäße durch die Gebärmutter dazu kommen, dass es Mutter und Kind schlecht geht, da sie nicht mehr optimal versorgt werden. Untersuchungen belegen auch, dass es den Babys bei aufrechten Positionen besser geht, wenn sie das Licht der Welt erblicken.
Ihre Sinne sind in aufrechter Haltung auf höchste Aufmerksamkeit gestellt. Sie sind aktiv. Auch wenn Ihr Kind geboren ist, können Sie sich ihm nach Ihren eigenen Bedürfnissen zuwenden. Das aktive Mitgestalten der Geburt ermöglicht eine stärkere Zuwendung zu Ihrem Kind und intensiviert die Kontaktaufnahme nach der Geburt. Ein Moment, den Sie Ihr ganzes Leben nicht vergessen werden.

Die ersten Wehen sind also wahrscheinlich noch gar nicht so, dass Sie bewusst mitatmen müssen. Aber Sie sollten Sie vielleicht ab und zu zum Üben nutzen. So gewöhnen Sie sich an den Rhythmus der Wehen, die wie Wellen kommen und gehen. Anfangs vielleicht mit längeren Pausen, dann aber immer kürzeren.

Um Wehen probehalber zu beatmen, sollten Sie sich an den Wehenrhythmus und das folgende Muster halten:

> Die Wehe beginnt, Sie atmen ganz bewusst aus.
> Sie atmen mit dem Ansteigen der Wehe (Welle) zum Höhepunkt und weiter mit dem Abflachen der Wehe ca. eine Minute in Ihrem Rhythmus: ein und aus, ein und aus ... Sie lassen den Einatem kommen und atmen durch den Mund aus ... ein und aus ...
> Am Schluss der Wehe atmen Sie ein-, zweimal seufzend aus und verabschieden sich damit von dieser Wehe. Das hilft Ihnen, schneller die Pause zu nutzen.

In den Pausen, wenn kein Schmerz da ist, sammeln Sie mit Ihrem Atem Kräfte für die nächste Wehe.

Als Vorbereitung atmen Sie mit einigen (gedachten) Wehen in verschiedenen Positionen.

Atemübungen für die Wehen

Die Wehe beginnt, Sie atmen bewusst aus und nehmen Ihre Haltung, unterstützt von Ihrem Partner, ein. Denken Sie mit jedem Ausatmen an das Loslassen, werden Sie weit im Becken und lassen Sie den Beckenboden weich. Mit dem Einatmen, das ganz von selbst geschieht, atmen Sie zu Ihrem Kind hin. Mit diesen Gedanken lassen Sie den Atem kommen und gehen, ganz ohne Anstrengung. Nach ca. einer Minute atmen Sie seufzend aus und verabschieden sich von dieser Wehe. Ihr Partner kann Ihnen je nach Wehenposition das Gesicht oder den Rücken ausstreichen.

Mit der Zeit werden die Wehen intensiver: Sie müssen sich bei Ihren Positionen mehr Halt suchen. Ihr Partner sollte wissen, dass Sie sich jetzt beim Üben noch nicht ganz fallen lassen; Sie halten wahrscheinlich noch große Teile Ihres Gewichtes selbst. Haben Sie richtige Geburtswehen, werden Sie aber Ihr Gewicht völlig an den Partner hängen. Er muss also immer damit rechnen, dass er dann wirklich schwer (auch wenn Sie leicht sind) zu halten hat.

AA-OO-UU

Stellen Sie sich dann als Steigerung Wehen vor, die zum Höhepunkt sehr intensiv werden, und atmen Sie mit Ihren Tönen aus. Probieren Sie das folgende Wehenatmen:

Zu Beginn der Wehe atmen Sie ca. zehn Sekunden, mit »aa« aus, dann steigert sich die Wehe, Sie atmen ca. zehn Sekunden mit »oo« aus, die Wehe kommt zum Höhepunkt, Sie atmen ca. 15 Sekunden mit »uu« aus, dann lässt die Wehe etwas nach, Sie atmen wieder mit »oo« aus (ca. 15 Sekunden) und zum Wehenende noch einmal zehn Sekunden mit »aa«. Zum Abschluss wieder seufzend ausatmen.

Verabschieden Sie die Wehe mit seufzendem Ausatmen.

Übergangswehen

Die Übergangsphase ist meistens heftig und für viele Frauen schwierig (s. auch Seite 111 ff.). Früher wurden Frauen, die bei den starken Wehen nicht mehr tief ein- und ausatmen konnten, zum »Hecheln« angeleitet. Probieren Sie das einmal aus, werden Sie feststellen, dass Sie irgendwann nach Luft schnappen müssen. Beim Hecheln kann es auch schnell zu einer sogenannten **Hyperventilation** kommen. Sie merken das daran, dass erst Ihre Hände kribbeln, dann Ihr Mund, und es kann Ihnen übel werden. Um diese »Überatmung« im Körper wieder zu regulieren, müssen Sie eine Zeit lang Ihre »verbrauchte Luft« wieder einat-

Was kann ich bei Hyperventilation tun?

men. Halten Sie dafür eine Tüte, ein Tuch oder die Hände vor Mund und Nase und atmen Sie ein und aus, bis die Atemmischung wieder stimmt. Danach ist es wichtig, wieder zum ruhigen Atmen zurückzukommen, sonst kommt es immer wieder zur Hyperventilation. Atmen Sie gemeinsam mit Ihrem Partner ruhig ein und aus, mit bewusstem aber nicht übertriebenem Ausatmen.

Da flaches, schnelles Atmen hilfreich sein kann, sollten Sie die folgende Atemform, das (nonverbale) »Ha-ha-hu« üben, damit Sie es in einer eventuell schwierigen Phase anwenden können. Der vorgegebene Rhythmus ist dabei eine Hilfe, kontinuierlich weiterzuatmen. Auf der dritten (oder vierten) Silbe atmen Sie bewusst aus – und dadurch strömt wieder entsprechend frische Luft ein, die Sie brauchen.

Das »nonverbale Ha-ha-hu«

Sie atmen immer auf den Silben »ha-ha-hu« aus. Dabei bewegen Sie die Luft nur im Mund bzw. in der Kehle. Bei den Silben ha-ha atmen Sie ganz leicht und wenig aus, und bei hu atmen Sie bewusst richtig aus, blasen die Luft heraus, sodass Sie automatisch entsprechend wieder tiefer einatmen. Probieren Sie es aus, das »Ha-ha-hu« sollte man gar nicht hören. Sie können es auch im Viererrhythmus ausprobieren, »ha-ha-ha-hu«. Es ist unwichtig, welchen Rhythmus Sie wählen.

Hecheln ist out – besser geht es mit Ha-ha-hu.

Geburtstagskuchen

Sie können sich auch eine Geburtstagstorte mit vier Kerzen für Ihr Kind vorstellen. Sie zeigen dem Kind, wie es die Kerzen ausblasen soll. Sie blasen die Kerzen also nur so an, dass die Flamme flackert, ohne auszugehen. Sie blasen viermal ganz sacht und beim vierten Mal mit längerem Ausatmen, sodass Sie sich automatisch wieder frische Luft zuführen.

Diese Atemform sollten Sie nur anwenden, wenn Sie mit Ihrem Atemrhythmus bei sehr intensiven Wehen oder auf dem Höhepunkt der Wehe durcheinanderkommen – oder wenn Sie dazu tendieren, die Luft anzuhalten. Hilfreich ist diese Atemform auch, wenn Sie in der Übergangsphase schon starken Druck haben, dem Sie nachgeben wollen, der sogenannte vorzeitige Pressdrang. Die Hebamme sagt Ihnen aber, dass Sie noch nicht schieben dürfen, da der Muttermund noch nicht vollständig eröffnet ist. Hier hilft Ihnen dieser Rhythmus, trotzdem weiterzuatmen und somit nicht zu schieben. Später, kurz bevor Ihr Kind herausgleitet, kommt noch einmal ein Moment, in dem die Hebamme Ihnen sagt, dass Sie nicht mehr schieben sollen, auch dann hilft dieses oberflächliche Atmen dabei, trotz des Druckgefühls nicht zu schieben. Es kann auch sein, dass Sie selbst einen Rhythmus für sich finden, der Ihnen hilft, weiterzuatmen, z. B. mit Worten wie »Baby komm«, »Ich schaff's« oder dem Namen Ihres Kindes.

Geburtswehen: Atmen und Schieben

Sie haben schon viel gelesen über die Bedeutung des Atems für die Versorgung Ihres Babys und für Sie selbst. Die eigentliche Geburt ist für Ihr Kind besonders anstrengend, denn es wird durch den Geburtskanal geschoben. Es ist dafür bestens ausgerüstet und braucht diesen Stress, der mit bestimmten Hormonausschüttungen einhergeht. Aber es muss auch mit Sauerstoff versorgt werden. Das ist ein Grund, warum langes Schieben mit langem Luftanhalten nicht so sinnvoll ist. Bei den sogenannten Presswehen werden Sie verwundert sein: Nur wenn der Pressdrang da ist, ca. drei- bis siebenmal pro Wehe, müssen Sie mit Ihrem Atem entsprechend reagieren und schieben. Die Wehe an sich ist nicht mehr so schmerzhaft wie vielleicht die Wehen davor, sodass Sie zwischen dem Schieben »normal« atmen und neue Kraft schöpfen können.

Wenn Sie spüren, dass sich der Pressdrang aufbaut, atmen Sie ein paarmal kurz ein und aus und halten dann die Luft an, um mit diesem Luftpolster nach unten zu schieben. Das wichtigste beim Schieben ist nicht die Kraft, mit der Sie das tun, sondern dass Sie sich öffnen. Spannen Sie Ihren Beckenboden an, dann bedeutet das einen erheblichen Widerstand für Ihr Kind. Darum sollten Sie das Schieben üben, damit Sie ein Gespür für das gleichzeitige Einsetzen Ihrer Kraft und das Loslassen und Öffnen des Beckenbodens bekommen.

Zugegeben: Üben, ohne den konkreten Drang zu haben, ist schwierig. Versuchen Sie aber trotzdem, ein Gefühl dafür zu entwickeln, was »da unten« ankommt. Sie brauchen keine Angst zu haben, beim Üben passiert nichts, denn die richtige Kraft entwickeln Sie erst bei der Geburt.

Pressen nützt nicht viel, wenn Sie sich nicht öffnen und loslassen.

Vielleicht empfinden Sie es als angenehmer, mit dem Ausatmen oder knurrend nach unten zu schieben, statt die Luft anzuhalten. Das ist in Ordnung, wenn am Beckenboden genug Druck ankommt. Das Schieben mit Ausatmen hat den Vorteil, dass Sie kaum anspannen und »dichtmachen« können.

Sie können das Schieben übrigens gut beim Stuhlgang üben. Die Muskulatur, die eingesetzt wird, ist dieselbe wie bei der Geburt. Auch hier machen Sie es sich unnötig schwer, wenn Sie die Beckenbodenmuskulatur anspannen.

Das Herausschieben des Kindes wird durch eine möglichst aufrechte Position begünstigt. Dann arbeitet die Schwerkraft mit, und Sie können Ihre Kraft effektvoller einsetzen als in Rückenlage. (Falls Sie auf dem Rücken liegen wollen oder sollen, versuchen Sie, den Oberkörper möglichst aufrecht zu halten, oder probieren Sie die Seitenlage.)

Schieben üben

Setzen Sie sich in den Schoß Ihres Partners. Er gibt Ihnen den Wehenbeginn vor. Sie atmen ein und aus, lassen den Atem kommen und gehen, und dann spüren Sie (sagt Ihnen Ihr Partner), dass der Druck zum Schieben sich aufbaut. Sie atmen einige Male ein und aus und schieben dann, mit dem Luftpolster um Ihr Kind herum, das Baby nach unten. Lassen Sie den Beckenboden dabei locker und weit werden, denken Sie daran, sich zu öffnen. Schieben Sie nach Gefühl sieben bis zehn Sekunden. Wenn der Pressdrang nachlässt, blasen Sie aus und atmen normal weiter, bis er wiederkommt. Dann wieder mehrmals ein- und ausatmen und dann mit der Luft nach unten schieben zum nachgiebigen Beckenboden. Während einer Wehe haben Sie mehrmals Pressdrang, vielleicht nur dreimal, vielleicht auch siebenmal. Üben Sie unterschiedliche Situationen. Zur Probe schieben Sie auch mal etwas länger als zehn Sekunden. Auch für die letzte Geburtsphase gilt: Nutzen Sie die Pausen zum Erholen und Kräftesammeln.

Sie brauchen sich keine Sorgen zu machen, dass Sie das Geübte zur Geburt vergessen haben. Ihr Körper signalisiert Ihnen gerade in der letzten Phase sehr deutlich, was Sie tun müssen. Außerdem wird die Hebamme Sie unterstützen und Hilfen geben. Sollte es mal nicht so recht weitergehen, weil Ihr Kind nur langsam »herunterkommt«, so wechseln Sie Ihre Position und probieren verschiedene Möglichkeiten des Schiebens.

Sie haben jetzt erfahren, wie Sie sich mit Atmen auf die Geburtsphasen vorbereiten können. Wenn Sie das Wehenatmen ausprobieren, sollten Sie grundsätzlich auch verschiedene Gebärhaltungen und Hilfen Ihres Partners ausprobieren. Außerdem gibt es eine Möglichkeit, nicht nur »trocken« zu üben, sondern mit sogenannten Wehensimulationsübungen zu testen, wie Sie sich

Lassen Sie sich von der Schwerkraft helfen – bleiben Sie bei der Geburt möglichst aufrecht.

auf Schmerz einlassen können, und dabei auszuprobieren, wie Ihnen das Atmen und Loslassen helfen.

Mit der folgenden Anleitung probieren Sie noch einmal die verschiedenen Atemmuster durch, zunächst ohne Schmerzsimulation. Sie wissen, es geht darum, wahrzunehmen und zu erspüren, was Ihnen guttut. Mit dem Atmen verbinden Sie keine »Technik«, sondern Sie spüren die Kraft und Energie, die davon ausgeht. Wenn Sie den Abschnitt »Wehensimulationsübungen« gelesen haben, probieren Sie auch mal einen Durchgang mit schmerzhaften Wehen.

Generalprobe

Lesen Sie bitte vorher das Kapitel »Geburt«, damit Sie wissen, was in den einzelnen Geburtsphasen geschieht, und: Üben Sie gemeinsam mit Ihrem Partner – falls Sie eine Freundin mitnehmen, mit dieser –, damit Sie ein eingespieltes Team werden.

Erste Geburtsphase

Gehen Sie mit Ihrem Partner umher – so wie Sie in der Klinik in der ersten Geburtsphase herumlaufen. Besprechen Sie, welche Position Sie bei Wehenbeginn einnehmen wollen, damit Sie nicht zu diskutieren anfangen, wenn die Wehe beginnt (bzw. beim Üben der Partner das Signal gibt). Wählen Sie eine Position, in der Sie sich an den Partner hängen oder auf ihn stützen, denn jetzt brauchen Sie noch nicht den ganz starken Halt.

Weiß Ihr Partner, bei welcher Haltung Sie welche Hilfe von ihm brauchen?

> Die Wehe kommt, Sie nehmen »Ihre« Haltung ein und atmen bewusst aus. Während Sie die Wehe ruhig beatmen, lassen Sie Ihr Becken ganz weit und weich. Atmen Sie langsam in den Bauch zu Ihrem Kind hin. Ganz ohne Anstrengung den

Atem kommen und den Atem gehen lassen. Mit jedem Ausatmen lassen Sie noch mehr los, geben nach. Kreisen Sie leicht mit Ihrem Becken. Stellen Sie sich vor, Sie schwimmen auf der Wehe wie auf einer Welle. Ist die Wehe vorbei, atmen Sie ein-, zweimal seufzend aus. Verabschieden Sie sich von der Wehe, die Sie wieder ein Stück weitergebracht hat – und nutzen Sie die Pause zur Erholung und zum Kräftesammeln.

> Bei der nächsten Wehe probieren Sie eine andere Stellung aus. Ihr Partner sollte versuchen, je nachdem wie er Sie stützt, Sie zu massieren oder im Ausatemrhythmus auszustreichen.

> In den Wehenpausen kann er den Rücken ausstreichen, die Arme oder die Beine, den Bauch, das Gesicht oder die Oberschenkelinnenseite massieren.

> Jetzt kommen intensivere Wehen: Sie brauchen mehr Halt. Wählen Sie Positionen, in denen Sie sich gut gehalten fühlen und sich ganz fallen lassen können. Wenn Ihr Partner, der die Zeit der Wehendauer vorgibt, nach ca. 20 Sekunden sagt, die Wehe wird stärker, dann atmen Sie ruhig etwas schneller, aber nicht so tief zum Höhepunkt hin. Lassen Sie Töne zu oder stöhnen Sie. Ihr Partner versucht, durch Mitatmen und Ausstreichen Ihren Rhythmus etwas zu verlangsamen. Zum Ende der Wehe gleichen Sie wieder aus, indem Ihr Atem ruhiger und gleichmäßiger wird.

> Nun kommen »Übergangswehen«: Die sind eventuell unregelmäßiger als bisher, können die ganze Wehendauer auf dem Höhepunkt bleiben bzw. haben mehrere Höhepunkte. Beginnen Sie gleich, laut mit Tönen auszuatmen, aa, oo oder uu, wenn Ihr Partner dann einen »vorzeitigen Pressdrang« ansagt, üben Sie das »Ha-ha-hu« (s. Seite 74). Der Pressdrang dauert sieben bis zehn Sekunden. Dann beatmen Sie wieder mit Tönen die intensive Wehe, wenn es drückt, wieder das ganz leichte, oberflächliche »Ha-ha-hu«. Also mehrmals während der Wehe diesen Abschnitt mit Pressdrang, der

von Ihnen das »Ha-ha-hu« erfordert, ansonsten tönen und stöhnen Sie mit der Wehe, z. B. am Anfang auf aa, dann auf oo und auf dem Höhepunkt auf uu. Haben Sie das ein paarmal geübt, wird es Ihnen leichterfallen, das alles in einer guten Minute unterzubringen. Üben Sie dann auch in verschiedenen Variationen: mehrere Höhepunkte der Wehe, durchgehender Höhepunkt, ein intensiver Höhepunkt. Spätestens wenn die Übergangswehen einsetzen, werden Sie sicherlich im Kreißsaal sein: Üben Sie für diese Phase Positionen, wo Sie sicher gestützt sind. Wenn Sie nur liegen wollen, ist das in Ordnung. Das nimmt den (vorzeitigen) Druck. Angenehmer für viele Frauen ist aber jetzt der Vierfüßlerstand, die Knie-Ellenbogen-Lage. So können Sie Ihr Becken bewegen und auch schnell Ihre Position in den Pausen wechseln. Der Partner sollte bei diesen Wehen die Kreuzbeinmassage, den sich steigernden Druck auf das Kreuzbein, anwenden (s. Seite 56).

> Zum Schluss kommen die Geburts- oder Austreibungswehen. Probieren Sie verschiedene Positionen; im Schoß des Partners, im Vierfüßlerstand, im Hocken… Wenn die Wehe beginnt, lassen Sie mit dem Atem Ihr Becken weit werden, wenn sich der Druck zum Schieben aufbaut, atmen Sie ein paarmal kurz ein und aus und schieben für ca. fünf bis zehn Sekunden nach unten. Wichtig: Spüren Sie, wie »unten« etwas ankommt, und lassen Sie den Beckenboden bewusst locker. Denken Sie daran, sich zu öffnen. Ihr Partner kann darauf achten, dass Ihr Mund nicht verspannt ist, der Po nicht zusammengekniffen und die Oberschenkel nicht angespannt.

Spüren Sie beim Schieben immer, dass der Druck unten ankommt? Lassen Sie Ihren Beckenboden locker?

Keine Geburt gleicht der anderen. Sie haben mit der »Generalprobe« sozusagen eine Grundausstattung, die Sie bei Bedarf einsetzen können. Sollten Sie in einem Kurs andere Möglichkeiten des Atmens kennengelernt haben, dann bleiben Sie dabei, wenn Sie damit gut klarkommen.

Wehensimulationsübungen

Um es gleich vorweg zu sagen: Wehen können nicht simuliert werden. Es geht bei den folgenden Übungen darum, wie Sie sich auf Schmerzen einlassen können. Es werden lediglich Dehnungsschmerzen hervorgerufen, damit Sie konkreter wahrnehmen, wie Ihr Atem Sie unterstützen kann. Wenn Sie sich scheuen, den Schmerz zuzulassen, und ihm ausweichen, haben Sie natürlich nichts davon. Aber auf der anderen Seite bedeutet das nicht, dass es bei der Geburt auch so sein wird. Bei dieser außerordentlichen und schönen Erfahrung ist die Motivation natürlich ganz anders als bei einer »Trockenübung«. Während der Geburt wird Ihr Körper außerdem eine Menge Hormone ausschütten, die Ihnen helfen, die Geburtsarbeit zu leisten und mit den Schmerzen umzugehen. Probieren Sie also die folgenden Übungen aus und lassen Sie sich möglichst auf die Schmerzen und das Atmen ein.

Wehensimulation mit gespreizten Beinen an der Wand

Sie legen sich direkt mit dem Po vor die Wand, die Beine an der Wand hoch, und spreizen Ihre Beine langsam bis zu dem Punkt, wo es richtig schmerzt. Stellen Sie sich vor, die Wehe beginnt, Sie atmen aus und atmen ruhig weiter, spreizen die Beine nach und nach ein wenig weiter: Wenn Sie das Gefühl haben, Sie tendieren zum Luftanhalten oder Zurücknehmen der Beine, dann versuchen Sie es mit Tönen (aa, oo, uu). Atmen Sie in den Schmerz, die Dehnung hinein und versuchen Sie, sich nicht dagegen zu wehren. Sie können es selbst spüren, in dem Moment, wo Sie loslassen und nachgeben, geht es sogar noch ein bisschen weiter. Gehen Sie ganz langsam wieder zurück und kommen Sie auf Ihre normale Atmung; nehmen Sie die Beine zusammen, beugen die Knie zum Bauch und rollen über die Seite ab.

Partnerübung Schmetterlingssitz

Sie sitzen im Schmetterlingssitz, Fußsohlen aneinander, der Partner kniet hinter Ihnen und drückt langsam mit seinen Händen mithilfe des Körpergewichts Ihre Oberschenkel nach unten. Sie sagen ihm, wann es wehtut. Dann steigert er den Druck wie bei einer Wehe: am Anfang so, dass es schmerzt, dann immer intensiver zum Wehenhöhepunkt und ganz langsam nachlassend zum Ende der Wehe. Sie lassen sich auf den Schmerz ein, atmen dorthin und probieren die Atemformen und die Töne aus. Sie können wieder gut merken, dass es viel unangenehmer ist, wenn Sie sich wehren und Widerstand gegen die Hände des Partners geben. Werden Sie weich, geben Sie nach, atmen Sie dorthin, wo der Schmerz ist, dann ist es gar nicht so schlimm.

Diese Übung hat den Vorteil, dass nicht Sie die Schmerzintensität bestimmen, sondern Ihr Partner. Das ist nicht leicht, aber realistischer, bei der Geburt können Sie die Intensität der Wehe auch nicht beeinflussen. Schmerzt Sie die Dehnung in den Beinen nicht, versuchen Sie den Reiterstand.

Reiterstand

Sie stehen aufrecht, die Beine etwa beckenbreit auseinander und geben dann langsam in den Knien nach. Wenn Sie so mit aufrechtem Oberkörper nach unten gehen, dann merken Sie, wie es in den Beinen zieht. Je länger Sie stehen und nach unten gehen, desto mehr zieht es. Das können Sie gleichzeitig mit Ihrem Partner machen, und Sie atmen und tönen beide, indem Sie sich auf den Schmerz einlassen.

Anregungen für den Alltag

Die Wahrnehmung des Atems, kleine Körperübungen und Haltungskorrekturen können Sie ohne großen Aufwand in Ihren Alltag einbeziehen. Sie müssen nur möglichst oft daran denken.

> Beginnen Sie morgens, sich sacht zu rekeln, und kommen Sie beim Aufstehen langsam über die Seite hoch, rekeln und gähnen Sie genüsslich.
> Achten Sie beim Zähneputzen darauf, welche Körperteile Sie unnötig anspannen: Schultern, Kiefer, Mund, Stirn ...?
> Achten Sie immer wieder auf Ihre Sitzhaltung, denken Sie daran, sich auf die Sitzbeinhöcker zu setzen und guten Kontakt mit Ihren Füßen zum Boden zu haben, und bewegen Sie ab und zu Ihr Becken vor und zurück und rundherum.
> Müssen Sie sich bücken, gehen Sie in die Hocke.
> Wo immer Sie sind, in der U-Bahn, am Schreibtisch, lösen Sie Ihre Verspannungen, lassen Sie die Schultern fallen, die Lippen weich werden, ballen Sie die Hände zur Faust und lassen wieder los usw.

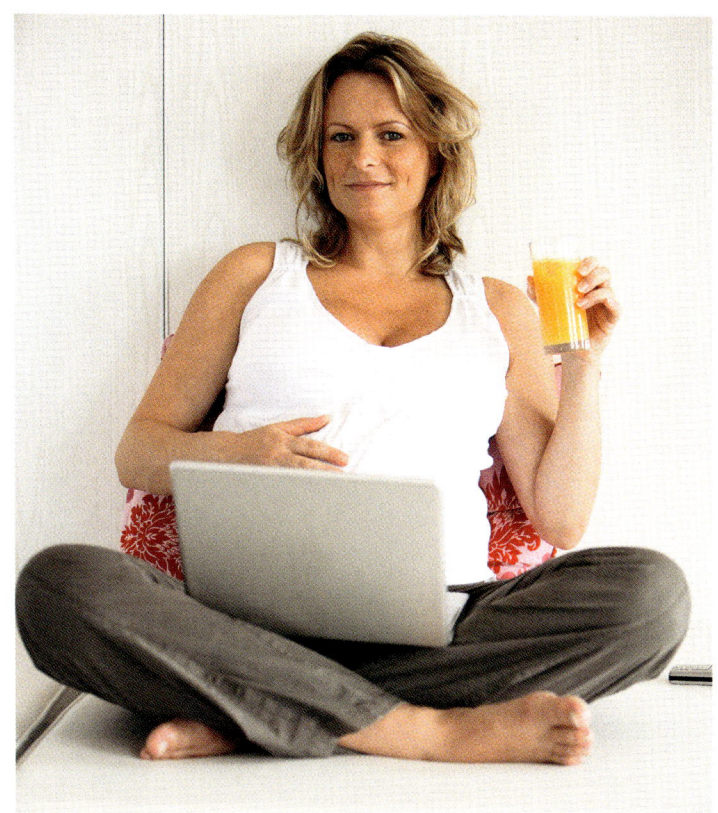

> An einer Ampel, in der Schlange vor der Supermarktkasse, wo immer es Ihnen einfällt, spannen Sie Ihren Beckenboden an, machen Sie die »Fahrstuhlübung«.
> Bei einer wichtigen Besprechung: Achten Sie auf Ihre Zunge, lassen Sie sie locker unten im Mund »schwimmen«.
> Hören Sie Musik, lassen Sie Ihr Becken kreisen.
> In der Badewanne: Spüren Sie den Kontakt zum Boden. Sehen Sie, wie sich bei den Atembewegungen der Wasserspiegel hebt und senkt. Spüren Sie das Wasser auf Ihrer Haut.
> Vor dem Fernseher oder Computer: Haltung oft wechseln, auch mal im Schneidersitz oder Schmetterlingssitz (Fußsohlen aneinander) oder auf einem großen Gymnastikball sitzen.
> Lesen Sie doch mal einige Seiten im Vierfüßlerstand.
> Im Bett: Wenn Sie nicht schlafen können, nutzen Sie die Gelegenheit zu Atem-, Wahrnehmungs- und Entspannungsübungen.
> Denken Sie, sooft es geht, an Ihren Beckenboden und Ihre Zunge im Mund. Achten Sie auf Ihre Haltung.

Wohin gehe ich zur Geburt?

Vielleicht stellt sich diese Frage für Sie gar nicht, da es in Ihrer Region nur ein Krankenhaus oder Geburtshaus gibt. Oder Sie haben sich schon immer eine Hausgeburt gewünscht. Vielleicht sind Sie aber noch offen und suchen nach Kriterien für Ihre Entscheidung, denn die Umgebung, vor allem aber das Vertrauen in die Sie begleitenden Personen, ist Ihnen wichtig.

Grundsätzlich gibt es für Sie folgende Möglichkeiten: Krankenhäuser der Maximalversorgung, in der Regel mit einer Säuglings- und Kinderabteilung; unterschiedliche, meist kleinere

Krankenhäuser; Geburtshäuser mit einer hebammenorientierten Geburtshilfe; die von einer Hebamme begleitete Hausgeburt.

Falls Sie keine vertraute Person haben, die Sie zur Geburt begleitet und sie einfühlsam unterstützt, so können Sie sich auch eine Doula als Geburtsbegleiterin suchen: GfG-Doulas® sind erfahrene, besonders dafür ausgebildete Frauen. Selbstverständlich liegt die Geburtsbetreuung bei der Hebamme – aber eine Doula ist nur für Sie da und hilft Ihnen in dieser besonderen Situation der Geburt.

Hausgeburt

Erste Voraussetzung für eine positive Entscheidung ist die komplikationslose Schwangerschaft. Bei vorliegenden Risiken werden Sie sicher dem Rat folgen, in ein entsprechend ausgerüstetes Krankenhaus zu gehen.

Ist Geburt für Sie ein normaler, wenn auch ganz besonderer Vorgang im Leben, so möchten Sie vielleicht sicherstellen, dass nur vertraute Personen um Sie herum sind. Sie werden sich rechtzeitig eine Hebamme suchen und im Geburtshaus oder zu Hause gebären. Überlegen Sie mit Ihrer Hebamme und Ihrer Ärztin, ob die Voraussetzungen dafür bei Ihnen vorliegen. (Viele Ärzte sind allerdings grundsätzlich gegen Hausgeburten und werden es Ihnen ausreden wollen.) Wenn Sie eine Hausgeburt planen, sollten Sie auf jeden Fall trotzdem die nächstgelegene Klinik kennen, falls die Geburt anders verläuft und dort endet.

Für eine Hausgeburt müssen Sie einige Vorbereitungen treffen, die Sie am besten mit Ihrer Hebamme besprechen. Ansonsten gilt wie für die ambulante Geburt, dass Sie rechtzeitig vorher für Hilfe im Haushalt und eine ungestörte erste Zeit sorgen sollten.

Entscheiden Sie sich informiert

Wie wird das Kind empfangen? Dieser wichtigste Moment in Ihrem Leben sollte in einer sensiblen, zurückhaltenden Umgebung stattfinden. Nicht Medizintechnik und Hektik (außer in Notsituationen) sollten diesen Augenblick bestimmen, sondern Ruhe und Zeit für Sie und Ihren Partner, um das Wunder Ihres neugeborenen Kindes zu genießen, es kennen und lieben zu lernen.

> Haben Sie die Möglichkeit, sich zu bewegen, und werden aufrechte Haltungen unterstützt? Fragen Sie nach, wie viele Geburten in aufrechten Positionen stattgefunden haben. Ein gut ausgestatteter Kreißsaal heißt noch nicht, dass die Möglichkeiten auch ausgenutzt werden.

> Welche Medikamente (Schmerz-, Betäubungsmittel) werden gegeben und welche Alternativen angeboten: Homöopathie, Aromatherapie, Bachblüten ...

> Wie hoch ist die Kaiserschnittrate? Daraus können Sie schließen, ob eher schnell »zum Messer gegriffen« wird, oder ob die Klinik zurückhaltend ist und erst alle anderen Möglichkeiten ausschöpft. Allerdings haben manche Kliniken deshalb eine hohe Kaiserschnittrate, weil sie viele Risikogeburten betreuen (z. B. Uni-Kliniken) oder weil sie die Kaiserschnitt-Geburten so durchführen, dass möglichst viel Mutter-Kind-Kontakt möglich ist. In diese Kliniken gehen dann vermehrt Frauen, die sich bei einem geplanten Kaiserschnitt genau über die Praktiken der Klinik informiert haben. Somit haben manchmal auch »alternative« Kliniken eine hohe Kaiserschnittrate.

> Hat die Klinik eine Badewanne zum Gebären? Dafür reicht auch eine normale Badewanne.

> Wie unterstützt das Krankenhaus das Stillen? Hat es eine Auszeichnung als »Stillfreundliches Krankenhaus« von der UNICEF bekommen, dann können Sie sicher sein, dass die Stillbetreuung gut ist und Sie keine Werbung für Ersatzprodukte vorfinden.

Krankenhausgeburt

Die meisten Krankenhäuser haben angesichts massiver Forderungen von Frauen nach einer humaneren Geburtshilfe in den letzten Jahrzehnten gebärfreundliche Kreißsäle eingerichtet, die Partner sind heute üblicherweise dabei, und den Paaren stehen viele Möglichkeiten offen. Wie kommt es aber, dass so viele Frauen nach der Geburt trotzdem enttäuscht sind über die Betreuung, die Geburtsleitung oder die Wochenbettstation? Vieles ließe sich vorab ausschalten, wenn Sie wissen, was Ihnen wichtig ist und wie das ausgewählte Krankenhaus damit umgeht. Sie sollten Ihre Entscheidung informiert treffen. Der aufgeführte Fragenkatalog kann Ihnen dabei helfen. Info-Abende der Krankenhäuser und Geburtshäuser sind auch Werbung in eigener Sache, deshalb fragen Sie zusätzlich in Ihrem Bekanntenkreis nach den Erfahrungen anderer Paare.

Planen Sie die Zeit danach: Wer unterstützt Sie als junge Familie?

Ambulante Geburt

Wird Ihr Kind im Geburtshaus geboren, so handelt es sich um eine ambulante Geburt, das heißt, Sie sind schnell wieder zu Hause.

Auch bei einer Krankenhausgeburt können Sie auf Wunsch nach wenigen Stunden wieder nach Hause oder auch ein oder zwei Nächte in der Klinik bleiben und dann gehen. Auf jeden Fall müssen Sie eine Nachsorge-Hebamme für zu Hause haben. Mit ihr vereinbaren Sie bitte schon vorher einen Termin, damit Sie sich kennenlernen und vielleicht nach einer anderen Hebamme suchen, falls die Chemie zwischen Ihnen nicht stimmt. Die Hebamme wird Ihnen sagen, was Sie zu Hause brauchen bzw. was sie mitbringt.

Suchen Sie sich eine Hebamme, die zu Ihnen passt.

Wenn Sie schnell mit Ihrem Baby nach Hause wollen, brauchen Sie unbedingt eine Haushaltshilfe. Diese Aufgaben sollte nicht

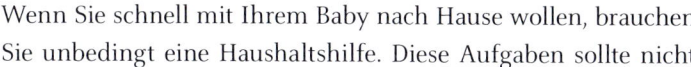

der Partner übernehmen, denn Sie beide sind die ersten Tage vollauf mit dem Baby beschäftigt – und sollen diese Zeit genießen. Übernehmen Sie sich nicht, auch wenn Sie sich sehr fit fühlen, Sie sind im Wochenbett, und da lassen Sie sich und Ihr Baby einfach nur verwöhnen. Alltägliche Arbeiten wie Saubermachen, Waschen und Einkaufen übernehmen jetzt andere für Sie. Besuch von Freunden und Verwandten wimmeln Sie in der ersten Zeit besser ab. Wer trotzdem vorbeikommen will, sollte auch etwas zu essen und zu trinken mitbringen. Kümmern Sie sich auch rechtzeitig um eine Kinderärztin, da die zweite Vorsorgeuntersuchung in den ersten Tagen fällig wird.

Eine Haushaltshilfe nimmt Ihnen und Ihrem Partner viel Alltagsarbeit ab.

Das gehört in den Klinikkoffer

Nehmen Sie lieber zu viel mit, als zu wenig. Packen Sie Ihren Koffer rechtzeitig und legen Sie einen Zettel dazu für die Dinge, die Sie aktuell noch mitnehmen wollen (z. B. Lebensmittel). Die Liste gilt natürlich auch für das Geburtshaus.

> Mutterpass
> Heiratsurkunde oder Stammbuch (bei ledigen Frauen Geburtsurkunde) und Geld für die Anmeldung beim Standesamt
> Personalausweis
> Eventuell Chipkarte oder Kostenübernahmeschein der Krankenkasse
> Hemd oder längeres T-Shirt für die Geburt
> Offene Haus- oder Badeschuhe
> Warme Socken (achten Sie immer auf warme Füße)
> Gummiband bei langen Haaren
> Brille bei Kontaktlinsen
> Fettstift gegen trockene Lippen
> Tee mit Zitrone gegen Durst (gibt es auch in der Klinik, aber vielleicht wollen Sie eine spezielle Sorte)
> Essen für den Partner

> Badezusatz oder Massageöl, wenn Sie Ihr persönliches bevorzugen
> MP3- oder CD-Player mit entsprechender Musik
> Kamera (kein Blitzlicht)
> Eventuell Sekt zum Anstoßen nach der Geburt
> Kleidung und Autositz für Ihr Kind, falls Sie eine ambulante Geburt planen

Für das Wochenbett in der Klinik
> Nachthemden oder Schlafanzüge, die sich vorn zum Stillen aufknöpfen lassen
> Still-BHs
> Größere Höschen (wasch- und kochbar)
> Schreibzeug, Adressbuch, Tagebuch, Telefonkarte, Kleingeld
> Kleidung für die Fahrt nach Hause (nicht die engen Jeans, die Ihnen vor der Schwangerschaft passten)

Geburtshaus

Hier kümmern sich in der Regel zwei Hebammen um Sie. Da Sie zur Vorsorge und zur Betreuung wahrscheinlich schon mehrmals vor der Geburt dort waren, kennen Sie alle Hebammen. Geburtshäuser sind gemütlich eingerichtet, die Hebammen gehen auf die gebärenden Frauen ein und versuchen, vor allem durch eine vertraute, intime Atmosphäre, einen sicheren Geburtsablauf zu gewährleisten. Aber auch die Herztonüberwachung des Kindes gehört zur Geburtsbetreuung. Möglichkeiten für Eingriffe gibt es kaum im Geburtshaus, auch keine Betäubungsmittel. Daher arbeiten alle Geburtshäuser mit einem Krankenhaus in der Nähe zusammen, in das die Hebamme mit Ihnen wechselt, wenn die Geburt komplizierter verläuft.

Umgang mit Schmerzen

Ihr individueller Umgang mit Schmerzen ist wahrscheinlich auch ausschlaggebend für die Wahl Ihres Geburtsortes. Legen Sie sich aber nicht darauf fest, gänzlich ohne Medikamente oder umgekehrt unbedingt mit einer PDA (Periduralanästhesie) zur Schmerzausschaltung entbinden zu wollen. Zum einen haben alle Eingriffe und Medikamente immer auch Nachteile für den Geburtsablauf. Nur wenn die Vorteile überwiegen, sollten sie eingesetzt werden. Zum anderen haben Sie bei Ihrer ersten Geburt keine Vorstellung davon, wie Sie reagieren werden. Lassen Sie sich also erst einmal darauf ein.

Sehen Sie Geburtsschmerzen positiv: Denn hätten Sie keine bemerkbaren Wehen, wüssten Sie nicht, wann Sie einen geeigneten Geburtsort aufsuchen sollten. Außerdem muss sich der Körper vorbereiten, umstellen und hart arbeiten, um die Geburt durchzuführen. Wenn Sie den Geburtsablauf (s. Seite 104) kennen, werden Sie verstehen, dass dies nicht einfach so nebenbei geschehen kann. Der Übergang vom intrauterinen (innerhalb der Gebärmutter) zum extrauterinen (außerhalb) Leben Ihres Kindes ist sowohl für Sie als auch für Ihr Baby eine wichtige Erfahrung. Das merkt man bei geplanten Kaiserschnitten, wenn die Kinder ohne vorherige Wehen geboren werden. Diesen Babys fehlen die natürlichen Voraussetzungen für den Anpassungsprozess an die Außenwelt. Auch Ihnen wird die Übergangsphase Geburt fehlen. Viele Frauen fühlen sich etwas überrumpelt, wenn sie ihr Baby plötzlich im Arm halten – sowohl nach einem Kaiserschnitt als auch nach einer sehr schnellen Geburt.

Während einer normalen Geburt werden in einem komplexen Vorgang immer zum richtigen Zeitpunkt die richtigen Hormone ausgeschüttet. Sie steuern nicht nur die körperlichen Vorgänge, sondern auch die Gefühlslage und bewirken, dass wir uns nach der Geburt in unsere Nachkommen verlieben, uns gefühlsmäßig an sie binden (»Bonding«), damit wir sie gut versorgen und andere Dinge für uns unwichtig werden! Darauf ist das Baby und darauf sind wir hormonell vorbereitet. Immer unter der Voraussetzung, dass alles ungestört und optimal verläuft. Denn Hormonausschüttungen reagieren sehr sensibel auf Störungen, z. B. auf Medikamente, aber auch schon auf Neonlicht (s. auch S. 104)

Hormone steuern die Geburt – sie müssen sich ungestört entfalten können.

Jeder Mensch nimmt Schmerzen sehr unterschiedlich wahr. Geburtsschmerzen lassen sich nicht mit »üblichen« Schmerzen vergleichen; sie sind trotz ihrer Intensität »positive« Schmerzen; denn es liegt ja keine Entzündung oder Erkrankung als Ursache vor, sondern es findet ein produktiver, aktiver Prozess im Körper statt, der in einem wunderbaren Ereignis gipfelt – der Geburt Ihres Kindes. Hinzu kommt, dass Ihr Körper mit den genannten Hormonausschüttungen körpereigene Schmerzmittel (Endorphine) produziert. Zusammen mit den in der Geburtsvorbereitung erlernten Atemmöglichkeiten, den Gebärhaltungen, Entspannungen und Massagen sind Sie also bestens gerüstet. Mit Ihrer positiven Einstellung zum Geburtsereignis haben Sie die Voraussetzungen für eine sichere, komplikationslose Geburt, bei der Sie gut mit den Schmerzen umgehen können.

Natürliche Unterstützung

Das kann Ihnen in schwierigen Phasen oder Situationen helfen:

> Ein warmes Bad. Es ist sinnvoll, erst mit heftigen Wehen, also nicht von anfang an in die Badewanne zu gehen.
> Ihr Partner. Er unterstützt Sie durch Mitatmen und eventuell Ausstreichen des Rückens oder der Beine im Rhythmus des Ausatmens so, dass Sie weiter gleichmäßig atmen und das Ausatmen betonen.

> Werden Sie ruhig laut, mit tiefen Tönen, Stöhnen oder Jammern. Lassen Sie auch Ihren Ärger heraus. Ein Singsang mit den Wehen oder rhythmische Sprüche helfen ebenso, im Atemrhythmus zu bleiben.

> Sehr hilfreich ist der Druck des Partners auf den Kreuzbeinbereich. Sagen Sie ihm, was für Sie angenehm ist – sehr fest oder vielleicht auch sanfter.

> Setzen Sie sich auf einen großen Gymnastikball und lassen Sie Ihr Becken kreisen.

> Wechseln Sie immer dann Ihre Position, wenn Sie das Gefühl haben, so geht es nicht weiter. Vielleicht hilft Ihnen Bewegung.

> Versuchen Sie, immer auch an Ihr Kind zu denken. Sie beide arbeiten hart. Aber Sie haben etwas Wunderschönes vor sich: Sagen Sie Ihrem Kind, dass Sie sich darauf freuen, es bald zu sehen.

> Aromatherapie, Bachblüten oder homöopathische Mittel – je nach Erfahrungen der Hebamme bzw. Ihren eigenen und je nachdem, was Ihnen gut tut.

> Akupressur, Akupunktur und ähnliche Methoden.

Medikamente zur Geburtserleichterung

Manchmal reichen natürliche Hilfen nicht, um mit den Schmerzen zurechtzukommen, und die Frau fühlt sich am Ende ihrer Kräfte. Die moderne Geburtsmedizin hat vielfältige Möglichkeiten, Schmerzen zu lindern oder gar zu beseitigen. Da Medikamente immer auch Nebenwirkungen haben, gehören die im Folgenden genannten zum Standard jeder Klinik, sodass Vor- und Nachteile abgewogen werden können.

Spasmolytika wie Buscopan, ein »Weichmacher« für den Muttermund und gleichzeitig Schmerzmittel, werden in der Regel in der ersten Hälfte der Eröffnungsphase vorgeschlagen.

Opiate wie Fortral, Nubain sollten möglichst nicht gegeben werden, denn diese Medikamente gehen zu sehr auf das Kind über.

Periduralanästhesie (PDA) oder **Spinalanästhesie** setzen Ärzte in den meisten Krankenhäusern sehr häufig ein. Sie wird als die Methode angesehen, die am wenigsten das ungeborene Kind beeinträchtigt. Allerdings ist mit dieser – wenn es funktioniert – absoluten Schmerzausschaltung ein großer Aufwand verbunden. Als Medikament wird heute in den Periduralraum (zwischen Rückenmark und Rückenwirbel) oft eine Mischung von Lokalanästhetikum und Morphium gegeben (die sogenannte Walking-PDA, da man damit umherlaufen kann).

Alle Medikamente können in bestimmten Situationen hilfreich sein. Aber oft verlangen Frauen in der Übergangsphase, wenn sie nicht mehr gut klarkommen, nach Medikamenten. Meistens bringt der Einsatz der drei genannten Gruppen dann nicht mehr viel: Spasmolytika nicht, da der Muttermund ja fast offen ist; Opiate nicht, weil auch das Kind nach der Geburt »gedämpft« wäre. Eine PDA zu legen dauert fast eine halbe Stunde und wird in der Regel so terminiert, dass sie zur Geburtsphase ausklingt, damit die Frau wieder ein Gefühl zum Mitschieben hat. Da die Übergangsphase relativ kurz ist – und die Geburtsphase absehbar – ist eine PDA zu diesem Zeitpunkt also nicht mehr sinnvoll.

Stellen Sie sich vor, Sie sind mühsam einen steilen, unwegsamen Berg hochgeklettert und sehen nun schon den Gipfel vor sich. Dafür brauchen Sie aber noch einmal eine gewaltige, kurzfristige Anstrengung. Doch das Ende ist abzusehen. Antwortet Ihnen also die Hebamme auf Ihren Wunsch nach Schmerzmitteln, das lohne sich jetzt nicht mehr, so sehen Sie das positiv: Sie stürmen gleich den Gipfel…

Vorbereitung auf das Leben mit dem Kind

Menschen, die bisher ohne Kinder gelebt haben, können sich die Veränderungen, die das Leben mit Kind mit sich bringt, kaum vorstellen. Die Schwangerschaft als eine Übergangszeit bietet die Chance, sich mit vielen Veränderungen gedanklich vertraut zu machen. Aber erst die reale Erfahrung zeigt: Jetzt beginnt ein anderes Leben, mit Kind. Ein Leben, das nicht selten neue Werte setzt. Sie haben vielleicht schon in der Schwangerschaft bemerkt, dass Ihnen manche Dinge nicht mehr so wichtig sind wie früher, dass Sie bei anderen Themen dagegen viel empfindsamer reagieren, als Sie es bisher von sich kannten.

Ihr Baby wird immer konkreter für Sie, je mehr es sich bewegt. Allerdings ist es noch sehr pflegeleicht. Ihr Baby bekommt in der Schwangerschaft alles, was es braucht, durch Sie: Nahrung über die Nabelschnur, Wärme im warmen Fruchtwasser, Nähe und Körperkontakt in seiner kuscheligen Uterushöhle, Berührung und Massage durch ständige Bewegung in Ihrem Bauch, vertraute Geräusche (von Schlagadern und Darm) und Stimmen (Ihre Stimme und die Ihres Partners). All dies wird sich nach der Geburt radikal ändern. Ist Ihr Kind draußen, müssen Sie für alles sorgen, und dafür brauchen Sie wieder Ihren Körper: für das Stillen, für die Nähe und den Hautkontakt, für die Bewegung, das Schaukeln, das Tragen Ihres Kindes, für die Beruhigung durch Ihre Ansprache oder Ihren Gesang.

Das Leben mit Kind wird Ihren Alltag radikal ändern.

Eine massive Umstellung kommt auf Sie zu. Nähe und Geborgenheit zu vermitteln und zu empfangen ist zwar wunderschön, aber andere Dinge, die bisher in Ihrem Alltag selbstverständlich waren, kommen Ihnen da vielleicht zu kurz. Bereiten Sie sich darauf vor.

Gehen Sie jetzt noch möglichst oft ins Theater oder Kino, dann macht Ihnen eine Pause von mehreren Monaten nicht so viel aus. Wenn Sie gerne Essen gehen, stellen Sie fest, welche Ihrer Lieblingsrestaurants nach Hause liefern. Das können Sie gut gebrauchen in der ersten Zeit. Und prüfen Sie schon mal Cafés auf ihre Kinderfreundlichkeit. Mit Freunden vereinbaren Sie schon jetzt, dass diese bei einem Besuch Essen und Trinken mitbringen. Natürlich herrscht Rauchverbot in der Wohnung. Machen Sie sich aber auch mit dem Gedanken vertraut, dass sich kinderlose Freunde wahrscheinlich zurückziehen, und freuen Sie sich darauf, dass Sie neue finden werden.

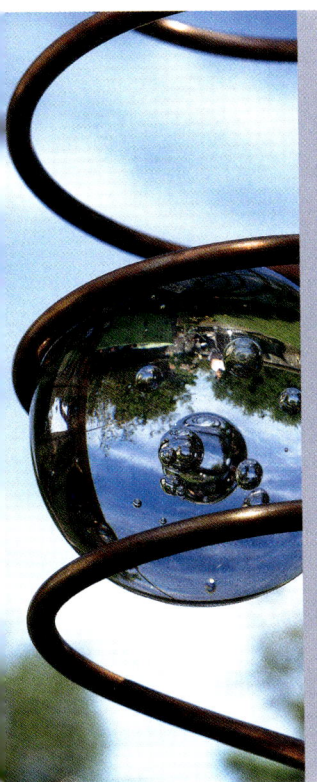

Partnerschaft nach der Geburt

Sprechen Sie jetzt schon darüber. Bei vielen Eltern schleift sich erfahrungsgemäß eine traditionelle Rollenaufteilung ein, die beide nie gewollt haben. Während die meisten Männer das sehr praktisch finden, sind die Frauen verständlicherweise unzufrieden. Auch wenn Sie als Mutter zunächst zu Hause bleiben, heißt das nicht, dass Sie jetzt für alle Hausarbeiten zuständig sind. Der Alltag mit einem Baby wird Sie beschäftigen, da sollte Ihr Partner seinen Anteil an der Hausarbeit weiterhin erledigen. Auch im Hinblick darauf, dass Sie ja irgendwann wieder arbeiten gehen, muss die Arbeitsteilung wieder funktionieren. Nehmen Sie sich die Zeit vor der Geburt (und später zur »Aktualisierung«), um Ihre Aufgabenverteilung zu besprechen. Sie vermeiden Frust und Ärger, die nicht selten in Trennungen münden. Wenn die Väter dann ihren Anteil an der Elternzeit nehmen, stehen sie vor den gleichen Problemen.

Fragen Sie andere Eltern nach ihren Erfahrungen. Sie werden hören, wie unterschiedlich die Kinder sind: Einige wenige sind ganz ruhig und pflegeleicht, andere beschäftigen ihre Eltern Tag und Nacht und brauchen ganz viel Nähe und Zuwendung. Manche sind beim Stillen schnell fertig, die meisten lassen sich eher Zeit und genießen es, zu nuckeln. Vor allem werden Sie bei Ihrer kleinen Umfrage feststellen, wie unterschiedlich Eltern mit den kindlichen Bedürfnissen und den Veränderungen ihres Lebens umgehen. Jeder muss da seinen Weg finden.

Damit Sie sich jetzt schon Zeit für die ersten spannenden Monate mit Ihrem Baby »freischaufeln«, sollten Sie in den letzten Wochen und Monaten so viel wie möglich erledigen. Das hilft im Übrigen auch, diese Zeit des ungeduldigen Wartens besser zu überstehen: liegen gebliebene Schreibarbeiten, den PC ausmisten, Schränke aufräumen, Fenster putzen, Vorräte einkaufen, wenn möglich Gerichte vorkochen und einfrieren, Behördengänge erledigen, Geburtskarten vorbereiten und adressieren.

Sie sind unabhängiger und aktiver, wenn Sie Ihr Kind stillen und es viel im Tragetuch am Körper tragen.

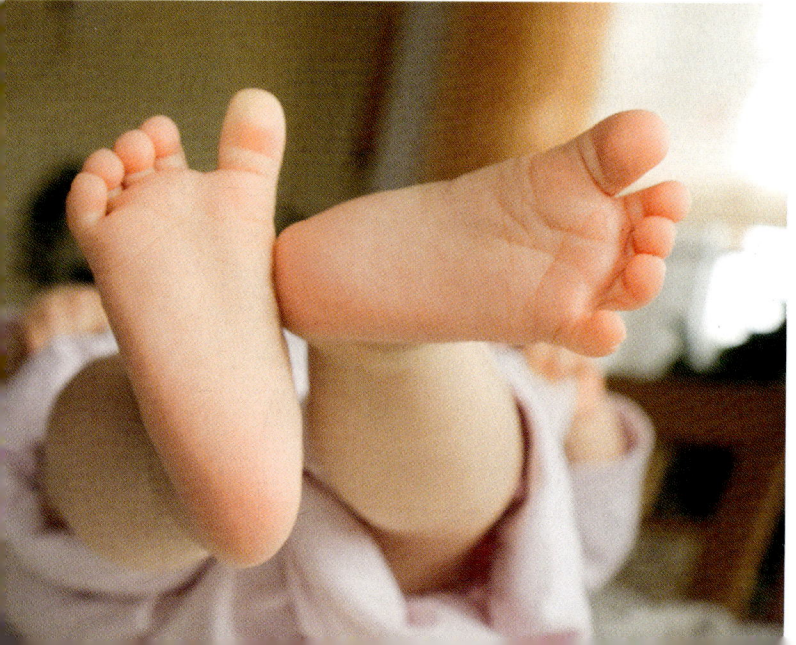

Anschaffungen

Im Haushalt brauchen Sie gar nicht so sehr viel zu verändern. Sogar das Kinderzimmer hätte noch Monate Zeit. Besser ist Ihr Kind nämlich bei Ihnen im Schlafzimmer aufgehoben. Aber ein Kinderzimmer oder eine Kinderecke einzurichten gehört einfach zur liebevollen Vorbereitung und Einstimmung auf die Elternschaft. Halten Sie sich trotzdem bei Anschaffungen lieber zurück, erst die Praxis wird zeigen, was Sie brauchen.

Was Sie wirklich brauchen:

> eine kuschelige Liegemöglichkeit: Stubenwagen oder fahrbares und/oder schaukelbares Kinderbettchen, die überall in der Wohnung hingerollt werden können. Denn viele Kinder schlafen anfangs lieber bei Geräuschen ein als in der stillen Abgeschiedenheit eines Kinderzimmers;
> einen Wickeltisch: Da Sie dort mit dem Baby viel Zeit verbringen werden – Wickeln, Spielen, Schmusen –, ist eine Wickelauflage in der richtigen Höhe für Ihren Rücken wichtig. Außerdem sollte der Wickeltisch nach drei Seiten gut abgesichert sein. Sie glauben gar nicht, wie schnell ein Baby herunterfallen kann. Nach vorn müssen Sie es immer »absichern« (also nie weggehen oder umdrehen, wenn das Baby dortliegt); ein Wärmestrahler am Wickelplatz sorgt schnell für die richtige Temperatur; eine Wickelauflage; einen Windeleimer mit Deckel;
> ein Tragetuch oder einen Tragesack: Prüfen Sie verschiedene Möglichkeiten und lassen Sie sich die Technik zeigen;
> einen Autositz entsprechend dem Alter des Kindes;
> einen Kinderwagen: Der muss nicht neu sein, aber möglichst groß, mit hohen Rädern und guter Federung. Die Höhe ist wegen der Abgase und für Ihre Bequemlichkeit beim Schieben wichtig;

> eine Babybadewanne brauchen Sie eigentlich nur, wenn Sie keine große Badewanne haben. Anfangs reicht nämlich das Waschbecken, und später macht gemeinsames Baden in der großen Wanne mit den Eltern mehr Spaß; ein Badethermometer;

> für die Babypflege brauchen Sie nichts außer warmem Wasser. Eventuell zum Saubermachen für den Po Öl, es reicht auch billiges Speiseöl, oder einfach nur Wasser. Verschonen Sie Ihr Kind mit Shampoo, Seife, Lotion, Badezusätzen, Puder.

> Kleidung: zunächst nur Basiswäsche kaufen oder leihen. (Sie bekommen sicher auch einiges geschenkt.) Da neue Kleidung hautreizende Stoffe enthalten kann, sollten Sie alle Sachen mehrmals waschen oder gleich secondhand kaufen. Plastikmaterial ist nichts für Babys, schicke Outfits sind für Eltern zum Anziehen und für Babys zum Bewegen oft unbequem. 4–6 Baumwollhemdchen (Größe 56, 62 und 68) – aus Wolle oder Seide brauchen Sie nur 3, da diese nicht so oft gewaschen werden; 4–6 Jäckchen (Größe 62 und 68); 4–6 Strampler (Größe 56, 62, 68) – aus Wolle oder Seide reichen 3; eventuell 3–4 einteilige Schlafanzüge (Größe 62 und 68). Einige Stoff- und Flanellwindeln können Sie immer brauchen, auch wenn Sie Wegwerfwindeln verwenden wollen; außerdem für draußen: warme Jacke oder Pullover, Mütze und warme Socken oder – sehr praktisch – einen gestrickten Wollsack;

> ein Baby-Schaffell oder einen Schaffellsack können Sie sich schenken lassen. Die Schafwolle gibt eine angenehme, gesunde Wärme, vor allem, wenn ein Herbst- oder Winterbaby ausgefahren wird, oder auch, wenn Sie es in Ihrer Wohnung eher kühl lieben. Achten Sie aber darauf, dass es dem Baby nicht zu warm wird, weil eine Ursache für den plötzlichen Säuglingstod Überhitzung ist.

Windeln

So einfach und praktisch Wegwerfwindeln sind, nicht jede Baby-
haut verträgt sie. Plastikwindeln sind zudem eine riesige Umwelt-
belastung. Außerdem kosten Wegwerfwindeln am meisten – auch
ohne die ökologischen Folgen zu berechnen. Stoffwindeln sind
meistens hautfreundlicher, ökologisch unbedenklicher und wesentlich preiswerter. Um es Eltern einfacher zu machen, gibt es Windel-
dienste. Sie stellen die Windeln, der Windeleimer wird wöchentlich
abgeholt und die frische (eigene) Wäsche wieder gebracht. Das
ist zwar teurer, als selbst zu waschen, aber immer noch günstiger
als Wegwerfwindeln. Lassen Sie sich vom Windelservice in Ihrer
Region beraten.

Waschlappen und Handtücher brauchen Sie ebenso wenig zu
kaufen wie spezielle Babybettwäsche.

Für die Geschenke machen Sie eine Liste, auf der Freunde und
Verwandte die entsprechenden Sachen aussuchen (und abhaken)
können.

Vorbereitung auf das Stillen

Das erste körperliche Anzeichen Ihrer Schwangerschaft war
wahrscheinlich die Veränderung Ihrer Brust; denn schon ganz
früh beginnt der Körper, sich auf die Ernährung des Kindes
einzustellen. Am Ende der Schwangerschaft können Sie bereits
Vormilch (Kolostrum) abdrücken, bzw. es tropft manchmal von
selbst. Ihr Körper ist wie auf das Gebären auch auf das Stillen
bestens vorbereitet. Sein einziges Problem: Ihre Brustwarzen, die
Sie in der Regel sehr geschützt und verpackt halten, sind nicht
besonders abgehärtet. Ihr Baby wird aber sicher sehr intensiv
daran saugen. In den ersten Tagen haben daher fast alle Frauen

etwas wunde Brustwarzen, vor allem, wenn das Kind nicht richtig angelegt wird.

Viel können Sie zur Abhärtung vorher nicht tun, aber es hilft, wenn Sie oft Luft und je nach Jahreszeit etwas Sonne an Ihre Brustwarzen lassen. Auch hilfreich zur Vorbereitung ist kaltes Wasser zum Waschen der Brust, und beim Abtrocknen sollten Sie ein raueres Handtuch vorziehen. Andere Maßnahmen sind nicht notwendig. Falls Sie Ihre Brust eincremen oder einölen, lassen Sie immer die Brustwarzen aus. Sie weichen sonst zu sehr auf und werden noch empfindlicher. Durch Manipulieren an den Brustwarzen können manchmal sogar Wehen ausgelöst werden.

Wirklich vorbereiten müssen Sie Ihre Brust, falls Sie Flach-, Hohl- oder Schlupfwarzen haben, also wenn sich Ihre Brustwarze bei Kälte oder Berührung nicht versteift und innen liegen bleibt. Lassen Sie sich von erfahrenen Stillberaterinnen (Adressen s. Anhang) beraten. Es gibt Schalen, die schon in der Schwangerschaft getragen werden und die Brustwarze nach vorn drücken. (Solche Schalen sollten immer über Luftlöcher verfügen, um Luft an die Brust zu lassen!) So wird es Ihr Kind später leichter haben, und Sie umgehen mögliche Anfangsschwierigkeiten.

Waschen oder duschen Sie Ihre Brust immer kalt und frottieren Sie sie.

Mit der folgenden Übung können Sie Dehnungsstreifen der Brust vorbeugen. Die Brustform lässt sich durch Muskelübungen nicht beeinflussen, da die Muskulatur unter der Brust sitzt.

Übung gegen Dehnungsstreifen

Halten Sie Ihre Arme angebeugt in Brusthöhe und umfassen Sie mit der rechten Hand das linke Handgelenk und mit der linken Hand das rechte Handgelenk. Wenn Sie nun mehrmals Druck ausüben in Richtung Ellenbogen, spüren Sie sicher Ihre Brustmuskeln. Führen Sie die Übung öfter durch.

Bereiten Sie sich vor

Als Ergänzung und zur Vertiefung können Sie im Kurs Gelerntes zu Hause üben – möglichst oft und möglichst regelmäßig.

> **Besonders wichtig ist bewusstes Atmen:**
> Mit verschiedenen Atemtechniken verschaffen Sie sich Erleichterung bei Wehenschmerzen, und Sie verbessern die Sauerstoffzufuhr für das Baby bei seinem Weg auf die Welt.

> **Paarübungen zur Körperwahrnehmung**
> erleichtern Ihnen den Kontakt zum Kind und geben Ihnen die Sicherheit, dass Sie sich auf Ihren Partner während der Geburt verlassen können.

> **Sich der Geburt überlassen:**
> Das gelingt am besten, wenn Sie während des Geburtsverlaufs Ihren Körper mitschwingen lassen, möglichst ohne Widerstand. Als Vorbereitung eignen sich Übungen zur Berührungsentspannung.

> **Einen guten Ort für die Geburt**
> müssen Sie selbst mit Ihrem Partner zusammen finden. Jede Frau hat ihre ganz persönlichen Vorstellungen darüber, was ihr in dieser Situation guttut und wo sie am besten unterstützt wird.

august

oktober

ber

16. 10.
Termin !

Die Geburt

Von den ersten Anzeichen für den
Geburtsbeginn bis zur Nachgeburt:
Was Sie erwartet und wie Sie damit
umgehen können, erfahren Sie auf
den nächsten Seiten.

Während der Geburt läuft ein Millionen Jahre altes Programm ab. So ist bei der Geburt der jüngste Teil unseres Gehirns (das Großhirn) nicht gefragt. Es kann im Gegenteil das Primärhirn dabei blockieren, den Geburtsvorgang optimal zu steuern.

Das erste Beispiel dafür liefert oft die Ankunft in der Klinik: Nach einer ungemütlichen Fahrt, der Konfrontation mit einer neuen Umgebung und fremden Gesichtern bleiben bei vielen Frauen die Wehen, die zu Hause schon regelmäßig kamen, erst einmal weg. Wenn wir dann noch mit »unwichtigen« Fragen nach Krankenkasse, Telefonnummer des Mannes im Büro usw. belästigt werden, kann unser archaisches Primärhirn nicht funktionieren. Kommen wir in einen ruhigen, warmen Geburtsraum mit gedämpftem Licht und können ungestört agieren, laut atmen und jammern, dann kommt die normale Hormonausschüttung wieder in Gang. Jede Störung aber kann sie irritieren: medizinische Erklärungen, plötzlich eintretende Personen, helles Licht, Ärger über eine »dumme« Bemerkung, Untersuchungen ... Nicht immer wird das von Geburtshelfern berücksichtigt.

Ist der physiologische Geburtsverlauf mit der Produktion aller notwendigen biochemischen Substanzen optimal in Gang gekommen, dann hat sich auch der Endorphinspiegel erhöht. Endorphine sind körpereigene Schmerzmittel, sie bringen uns in Hochstimmung. Entspannung und bewusstes Atmen fördern das noch. Sie und Ihr Kind haben übrigens einen fast gleichen Hormonhaushalt während der Geburt. Die Hormonausschüttungen im Geburtsprozess fördern auch die Reifung der kindlichen Lunge.

Sind Sie aus Ihrem Rhythmus gekommen, kann ein Bad in warmem Wasser helfen.

Adrenalinausschüttungen in der Eröffnungsphase, z. B. aufgrund von Angst oder Kälte, hemmen den Geburtsfortgang. Später sind sie allerdings sehr wichtig. Kurz vor den Presswehen kommt es nämlich zu einem Adrenalinschub, der mitverantwortlich ist für die Gefühle in der sogenannten Übergangsphase: Viele Frauen fühlen sich ängstlich oder sind wütend oder auch euphorisch. Der Atem wird meist kurz und flach. Die Frauen haben Durst. Die Freisetzung dieser Energien durch Adrenalin bedeutet, dass die Presswehen bald einsetzen. Nichts sollte jetzt stören, denn nach diesem kurzen, heftigen Zwischenspiel folgen die starken, wirksamen Geburtswehen. Viele Frauen erinnern sich übrigens nicht oder bestreiten sogar, Angst gehabt zu haben. Das liegt an der gedächtnisschwächenden Wirkung des Hormons Oxytocin.

Der durch die Stresshormone ausgelöste Zustand der Mutter ist auch für das Baby wichtig: Er erhöht seine Leistungsbereitschaft und hilft ihm z. B., einen vorübergehenden Sauerstoffmangel gut zu überstehen. Auch die Herzfrequenz des Kindes ändert sich in dieser Phase beachtlich, das wissen erfahrene Geburtshelferinnen richtig zu deuten und greifen nicht gleich ein. Eine rasche, vorzeitige Geburtsbeendigung – manchmal ist das notwendig – würde bedeuten, dass das Baby nicht mehr die hohen Hormonkonzentrationen bekommt, die es für die Anpassung an das Leben außerhalb des Mutterleibes optimal ausstatten.

Den Geburtsverlauf bestimmen die Hormone.

Die wichtigste **Voraussetzung für eine sichere Geburt** ist die normale Ausschüttung der Geburtshormone. Darum bitten Sie Ihren Partner, auch in der Klinik auf eine intime, liebevolle Atmosphäre ohne Störungen zu achten.
Außerdem brauchen Sie geburtshilfliches Personal, das unterstützend und begleitend an Ihrer Seite steht, sich aber auch zurückhält, um die notwendige Intimität zu gewährleisten, die für eine Geburt in Sicherheit und Geborgenheit notwendig ist. Medizintechnik (im Hintergrund) braucht häufig gar nicht eingesetzt zu werden, wenn gebärende Frauen nicht aus dem Konzept gebracht werden.

Es ist faszinierend, wie »überflutet« von Geburtshormonen Mutter und Kind sind, die beide instinktiv handeln lassen. Die hochsensible Phase des »Bonding« (der Bindung aneinander) findet intuitiv statt: Geburtshormone werden deshalb auch »Liebeshormone« genannt. Die Kontaktaufnahme zwischen Mutter und Kind ist aufeinander abgestimmt: Sie schauen sich zum ersten Mal an, berühren sich – und verlieben sich ineinander. Ganz ohne Anleitung kann das Kind die Brust finden, und die Mutter kann stillen. Dadurch wiederum werden Wehen ausgelöst, durch die die Plazenta abgelöst und ausgestoßen wird. Mit den Kontraktionen zieht sich auch der Uterus zusammen und verhindert weitere Blutungen.

Damit Sie sich besser vorstellen können, was Sie erwartet, werden im Folgenden die Geburtsphasen ausführlich erklärt. Bedenken Sie aber immer, dass keine Geburt nach Plan abläuft.

Anzeichen für den Geburtsbeginn

Anzeichen für den Geburtsbeginn sind vor allem das sogenannte Zeichnen, Durchfall, Blasensprung und vor allem natürlich Wehen. Die Wissenschaft konnte aber noch nicht enträtseln, was der Auslöser für den Geburtsbeginn ist. Das Baby selbst und seine Reife haben auf jeden Fall einen erheblichen Anteil daran.

Das »Zeichnen« erkennen Sie am Abgang von blutigem Schleim, der vor dem Muttermund sitzt und vor aufsteigenden Keimen schützt. Das kann allerdings auch mehrere Tage oder gar Wochen vor Geburtsbeginn passieren. Ebenso unsicher ist Durchfall, der ja auch andere Ursachen haben kann.

Ein sicherer Hinweis, aber nicht immer eindeutig erkennbar, sind Wehen. Denn Sie haben vielleicht schon häufig Wehen in der Schwangerschaft gehabt (oder noch nie gespürt), können aber nicht gleich einordnen, ob das nun Geburtswehen oder Vorwehen sind. Vorzeitige Wehen hören nach einem Entspannungsbad auf, Geburtswehen intensivieren sich und kommen immer regelmäßiger. Jetzt sollten Sie Ihren Geburtsort ansteuern.

Mit einem warmen Bad können Sie feststellen, ob es sich um vorzeitige oder um Geburtswehen handelt.

Wann immer Sie das Gefühl haben, es sei vielleicht etwas nicht ganz in Ordnung, ob nun regelmäßig Wehen kommen oder nicht, rufen Sie Ihre Hebamme an oder fahren Sie in die Klinik. Wenn es noch nicht losgeht und alles in Ordnung ist, können Sie dann wieder nach Hause.

Blasensprung

Anders ist es beim Blasensprung. Platzt Ihre Fruchtblase, fahren Sie baldmöglichst ins Krankenhaus bzw. Geburtshaus und können dann auch nicht mehr nach Hause. Die Fruchtblase stellt sozusagen den letzten Schutzschild – auch wenn der Schleimpfropf schon abgegangen ist – vor aufsteigenden Keimen dar. Wenn sie platzt (bei ca. jeder zehnten Schwangeren vor Geburtsbeginn), dann hat der Countdown begonnen, unabhängig davon, ob schon Wehen kommen oder nicht.

Bei einem Blasensprung lassen Sie sich vorsichtshalber liegend in die Klinik transportieren.

Wenn Sie nicht sicher wissen, ob das Köpfchen Ihres Kindes schon tief im Becken sitzt, dann sollten Sie liegend in die Klinik transportiert werden. Nachdem untersucht worden ist, ob das Köpfchen schon »abdichtet«, können Sie auch wieder aufstehen und umherlaufen; wenn nicht, müssen Sie zunächst liegen bleiben. Es besteht sonst die Gefahr, dass die Nabelschnur vor den Kopf rutscht und das Gewicht des Kindes darauf drückt. Das Liegen ist also eine empfehlenswerte Vorsichtsmaßnahme.

Zunächst wird jetzt abgewartet, dass die Wehen beginnen. Zur Unterstützung laufen Sie umher, steigen Treppen o. Ä. Meist beginnt dann irgendwann eine regelmäßige Wehentätigkeit, und die Geburt geht wirklich los. Wegen der Gefahr einer Infektion soll die Geburt in einer bestimmten Zeit nach dem Blasensprung erfolgt sein. Je nach Situation, Untersuchungen und Regeln des Krankenhauses ist das bis ca. 24 bzw. 48 Stunden danach. Wenn dann auch die Gabe von Wehenmitteln nichts bewirkt hat, wird wahrscheinlich ein Kaiserschnitt durchgeführt.

Phasen der Geburt

Eröffnungsphase

Weil sich jetzt der Muttermund von 0 auf ungefähr 10 cm öffnen muss, spricht man von Eröffnungsphase. Bevor der Muttermund sich öffnet, bzw. parallel dazu, muss sich der Gebärmutterhals (Cervix), der in die Scheide hineinragt, hochziehen – »Die Cervix ist verstrichen«. Das kann eventuell schon Tage vor der Geburt beginnen. Auch der Muttermund kann sich schon eröffnet haben. Solange die Fruchtblase geschlossen ist, kann nichts passieren.

Die Eröffnungsphase dauert im Schnitt acht bis zwölf Stunden. Das zu wissen, hilft Ihnen aber nicht. Denn es können auch nur zwei Stunden oder aber 22 sein. Am Beginn der Eröffnungsphase kann es noch lange Pausen zwischen den Wehen geben: z. B. 14 oder acht Minuten. Diese Abstände verkürzen sich nach und nach. Es kann aber auch passieren, dass die Pausen von Anfang an vielleicht nur vier oder zwei Minuten dauern.

Wie lange dauert die Eröffnung? Wie oft kommen die Wehen?

Das Verstreichen der Cervix und das Eröffnen des Muttermundes geschieht, indem die längs verlaufende Muskelschicht der

Gebärmutter den Muttermund hochzieht. Die Muskelschichten der Gebärmutter werden nach unten dünner und verdicken sich gleichzeitig oben, am Fundus der Gebärmutter. Während das geschieht, rutscht Ihr Kind immer tiefer in das Becken hinein. Das geht wesentlich leichter, wenn Sie aufrecht und in Bewegung sind. Arbeitet die Schwerkraft in der aufrechten Position mit, so bleibt der Kopf des Babys unten und drückt gleichmäßig auch in den Wehenpausen nach unten. Das trägt zur Verkürzung der Eröffnungsphase bei. Obwohl es günstig und für Sie wahrscheinlich am angenehmsten ist, in den Wehenpausen umherzuwandern – stundenlang sollten Sie das nicht machen. Um Ihre Kräfte zu schonen, ruhen Sie sich zwischendurch ruhig etwas aus: rittlings auf einem Stuhl sitzend, auf dem Gymnastikball wippend, im Bett sitzend oder auf der Seite liegend. Wenn ihnen danach ist, bewegen Sie sich wieder um das Bett, auf den Fluren, im Garten ...

Wünschen Sie sich nicht unbedingt eine schnelle Geburt! Dass Wehen sich langsam steigern und die Pausen erst nach und nach kürzer werden, hat einen unbestreitbaren Vorteil: Sie können sich langsam daran gewöhnen – und so, wie sich die Wehen steigern, können Sie allmählich gut damit umgehen. Nehmen Sie sich die Zeit, die Sie und Ihr Körper brauchen. Kommen Wehen dagegen von Anfang an sehr heftig, wie das bei kurzen Geburten meistens passiert, dann sind Sie unvorbereitet, schnell überfordert und haben größere Schwierigkeiten, Ihren Rhythmus zu finden. Ihrem Baby geht es dabei ähnlich. Ob es langsam oder schnell geht, können Sie kaum beeinflussen. Allerdings blockieren Verspannungen die Geburtsarbeit. Wenn Sie sich nicht wehren, sich auf den Geburtsprozess einlassen und ihn mit Atmen, Loslassen und Sichöffnen unterstützen, können Sie umgekehrt dazu beitragen, dass die Geburt nicht unnötig verlängert wird.

Manchmal bleibt die Eröffnung regelrecht »stehen«, der Muttermund ist z. B. drei Zentimeter eröffnet, und es geht einfach nicht weiter. Dann brauchen Sie Geduld. Probieren Sie verschiedene Positionen aus, bewegen Sie sich, wenn Sie mögen, oder nehmen Sie ein Bad zur Entspannung. (Manchmal ist es auch sinnvoll, erst einmal eine Weile zu schlafen.) Die Hebamme wird Ihnen sicher Vorschläge machen, die das Weichwerden des Muttermundes fördern. Haben auch homöopathische Mittel und andere Versuche nichts gebracht, wird in solch einem Fall ein Spasmolytikum (s. Seite 92) als »Weichmacher« eingesetzt. Je nach Situation werden Ihnen ein Mittel zur Wehenanregung und eventuell auch eine PDA vorgeschlagen. Bei unnachgiebigem Muttermund werden ein Tropf mit Wehenmittel (Oxytocin) und wehenhemmende Mittel (z. B. Partusisten) gegeben. Zur Wehenanregung wird heute in vielen Kliniken Cytotec (ein Prostaglandin) gegeben.

Und wenn es nicht weitergeht? Nicht nur Medikamente können die Wehen anregen.

Routinemaßnahmen in der Klinik

Auch wenn Sie die ersten Stunden der Geburt im Klinikgarten oder auf den Fluren verbringen, so wird die Hebamme Sie doch bitten, alle ein bis zwei Stunden bei ihr vorbeizuschauen. Nachdem bereits am Anfang, bei Ihrer Aufnahme, ein Kontroll-CTG (Cardiotokograf = Herzton-Wehen-Schreiber) geschrieben wurde, um die Herztöne des Kindes zu beurteilen, wird das in der Regel alle ein bis zwei Stunden wiederholt. Ist alles in Ordnung, können Sie mit Ihrem Partner weiter spazieren gehen.

Das Aufzeichnen der Herztöne und der Wehen mit dem CTG kennen Sie wahrscheinlich von den Vorsorgeuntersuchungen. Außer der Herzton-Wehen-Schreibung werden in Zweifelsfällen noch weitere Untersuchungen durchgeführt: die Mikro-Blut-Untersuchung (MBU) und die Pulsoxymetrie. Zur MBU wird Blut aus dem Kopf des Kindes entnommen und untersucht. Auch die Pulsoxymetrie – hier wird eine Sonde zur Durchleuchtung der

Kopfhaut am Kopf des Kindes befestigt – dient der Analyse des Sauerstoffgehaltes. Mit beiden Methoden lässt sich genauer feststellen, ob es Ihrem Kind gut geht.

Bei den ersten Untersuchungen oder später hat die Hebamme Ihnen wahrscheinlich einen Einlauf empfohlen. Sie können sich entscheiden, ob Sie das möchten. (Hatten Sie z. B. vor Geburtsbeginn Durchfall, ist der Einlauf überflüssig.) Es gibt auch Kliniken, die bei Geburtsbeginn routinemäßig eine Braunüle legen, um einen venösen Zugang zu haben, falls er später für einen Wehentropf, Blutabnahme o. Ä. erforderlich sein sollte.

Übergangsphase

Über diese Phase haben Sie jetzt schon einiges gelesen. Einerseits klingt das vielleicht beängstigend, andererseits sollten Sie wissen, dass manche Frauen die aufgeführten Symptome und Empfindungen gar nicht haben. Sie sollten aber vorbereitet sein, dass es am Ende der Eröffnungsphase, sozusagen auf den letzten Zentimetern oder nur Millimetern hoch hergehen kann. Hatten Sie sich also auf einen Wehenrhythmus mit Ihrem Atem, mit Ausstreichen und Massieren durch Ihren Partner gut eingestellt, so kann das jetzt plötzlich ganz anders sein: Die Wehen kommen schnell und unregelmäßig, sie haben vielleicht einen durchgängigen oder mehrere Höhepunkte. Vor allem aber sind die Erholungspausen sehr kurz. Da macht es Ihnen eventuell Schwierigkeiten, mit dem Atem mitzuschwingen. Erschwerend kommt bei einigen Frauen hinzu, dass ihnen sehr übel ist, sie »Schluckauf« haben, ihnen abwechselnd heiß und kalt wird, die Beine anfangen zu zittern oder andere körperliche Anzeichen der Anstrengung auftreten.

Viele Frauen verlieren jetzt den Mut und sagen z. B. »Ich kann nicht mehr« und »Ich will nicht mehr« oder auch »Ich mache morgen weiter« oder »Ich will jetzt kein Kind mehr bekommen«.

Erinnern Sie sich an die Aussagen über die hormonelle Steuerung der Geburt? Genau diese Einstellung ist völlig normal. Auch dass Frauen ihren Wut und Ärger über die »ewig lange Schinderei« rauslassen, gehört zu dieser Stimmungslage. Das meiste bekommt der Partner ab. Helfen Sie Ihrer Partnerin, indem Sie als Blitzableiter dienen. Ermutigen Sie Ihre Frau: Alle Anzeichen und Aussagen zeigen, dass es bald zur Geburt kommt und Sie dann beide Ihr Kind in den Armen halten werden. Damit können Sie Ihre Partnerin anspornen, gemeinsam noch mit einer Wehe zu atmen und noch mit einer… und nach ein paar Wehen hat sie mit Ihrer Hilfe die schwierige Phase schon überwunden. Dann wird sie wie verwandelt sein. Dann kommt alle Kraft zum Hinausschieben des Kindes zum Einsatz.

Die Übergangsphase ist kurz, aber meistens sehr heftig.

So können Sie Ihre Partnerin jetzt unterstützen:

> Da sein und aufmerksam sein für ihre Bedürfnisse.
> Mitatmen, auch die Ha-ha-hu-Atmung und das gleichmäßige Atmen mit betontem Ausatmen; geben Sie den Rhytmus eventuell vor.
> Stützen und Halten in den verschiedenen Positionen.
> Ausstreichen und Massieren im Atemrhythmus.
> Auf Mund, Kiefer und Stirn achten, durch Berührung entspannen.
> Ebenso auf Schultern, Po und Oberschenkel achten.
> Öfter die Partnerin zur Toilette begleiten (eine leere Blase ist wichtig).
> Kleine Schlucke zu trinken geben.
> Lippen und Gesicht befeuchten.
> Verständnis haben auch für wütende, ärgerliche Äußerungen.
> Sagen Sie ihr, wie gut sie das macht und dass Sie sich auf das Kind freuen.

Geburtsphase (Austreibungsphase)

Viele Frauen sind froh, dass sie endlich mitarbeiten, die Geburt aktiv unterstützen können, wenn die Hebamme das Signal zum Schieben gibt. Die Adrenalinausschüttungen in der Übergangsphase vom Öffnen (Auseinanderziehen der Muskulatur) zum Schieben und Drücken bewirken, dass sie viel Kraft und Motivation haben, ihr Kind herauszuschieben.

Der Geburtskanal ist ungefähr 20 cm lang und kurvig. Ihr Kind muss mehrmals den Kopf drehen, um sich den knöchernen und muskulären Gegebenheiten des Beckens anzupassen: Der Beckeneingang, die Ebene zwischen Schambein und oberem Kreuzbein (Promontorium) ist queroval, daher muss der Kopf des Kindes zur Seite schauen. Ist es dort hindurchgerutscht, sollte es in der Beckenmitte sein Köpfchen drehen. Der Beckenausgang ist nämlich längsoval. Das Gesicht sollte jetzt nach hinten zu Ihrem Steißbein gucken. Dabei beugt das Kind den Kopf, damit das Hinterhaupt (hier ist der geringste Kopfumfang) den Beckenboden und die Scheide dehnt und dann langsam über den Damm »durchtritt«. Nach der Geburt des Kopfes muss Ihr Baby den Kopf strecken, es dreht sich noch einmal so, dass die Schultern nacheinander geboren werden können. Der Rest des Körpers »flutscht« dann wirklich heraus.

Das klingt kompliziert, aber Ihr Baby findet den Weg, da es keine Alternativen hat, es geht den Weg des geringsten Widerstandes. Es kommt immer nur mit einer bestimmten Einstellung des Kopfes weiter. Sie selbst brauchen sich nur zu merken, dass Ihr Kind eine Schraubbewegung durch die Geburtswege macht. Dann verstehen Sie, dass etwas Bewegung Ihres Beckens dem Baby manchmal hilft, sich richtig »einzustellen«. Auch das spricht für eine aufrechte Position, in der Sie Ihr Becken bewegen können. Sie verstehen jetzt auch, warum das Wichtigste

Ihr Kind wird mit einer Schraubbewegung seinen Weg durch den Geburtskanal finden.

beim Schieben das Loslassen und Öffnen sind. Versuchen Sie, keinen zusätzlichen Widerstand durch Anspannung des Beckenbodens aufzubauen. Sie machen es sich und Ihrem Baby leichter und vergeuden nicht unnötig Kraft mit Schieben. Unterstützen Sie Ihre Kräfte beim Schieben ruhig mit lautem Tönen oder Schreien während des Ausatmens. Wichtig ist nur, dass Ihre Kraft, der Druck nach unten zum Beckenboden geht – und nicht wie bei spitzen Schreien oben im Körper festsitzt. Also wieder: tiefe, stöhnende Töne.

Manche Babys bahnen sich Millimeter für Millimeter den Weg, rutschen wieder etwas zurück, kommen wieder herunter. Sie können das spüren. Es ist gut, wenn Ihr Baby so den Weg nach und nach dehnt. Aber manchmal haben es Babys auch eilig und werden mit wenigen Presswehen geboren. Aufhalten können Sie das dann nicht. Aber ansonsten lassen Sie sich Zeit.

Wenn es Ihrem Kind gut geht (das wird mit der Aufzeichnung der Herztöne kontrolliert), können Sie mit viel Zeit ganz nach Gefühl und Druckempfinden Ihr Kind hinausschieben. Atmen Sie ruhig einmal eine Wehe weiter, ohne zu schieben, wenn Sie eine kleine Pause brauchen oder es nicht richtig geklappt hat mit Atmen und Schieben. Es kommt immer wieder eine neue Wehe, mit der Sie »üben« können. Falls es für Ihr Baby wichtig ist, schnell geboren zu werden, weil seine Sauerstoffversorgung nicht mehr optimal ist, wird die Hebamme Sie anleiten, länger und intensiver zu schieben, vielleicht sogar in der Wehenpause; oder aber das Herunterkommen des Kindes wird mit einer Saugglocke beschleunigt.

Bei einem normalen Geburtsverlauf spüren Sie selbst nach, ob und wie lange Sie schieben. Die Hebamme wird Ihnen sagen, wann Sie Ihre Kraft ein bisschen länger einsetzen müssen, damit das Baby um die Kurve kommt, und sie wird Ihnen sagen, wann Sie aufhören sollen zu schieben. Bevor der Kopf kommt, bremst die Hebamme ihn mit dem sogenannten Dammschutz etwas, damit er ganz langsam geboren wird. Das ist wegen der Druckentlastung für Ihr Baby wichtig, und es schont das Gewebe des Dammes, das Zeit zum Dehnen braucht.

Der Dammriss

Falls Hebamme oder Arzt den Eindruck haben, das Dammgewebe dehne sich nicht genug, entscheiden sie, ob sie es auf einen Dammriss ankommen lassen oder ob sie schneiden. Heute weiß man, dass Dammrisse besser heilen als der gerade Schnitt der Schere. Sie brauchen keine Angst zu haben, Sie spüren auf dem Höhepunkt einer Wehe weder den Schmerz durch einen Riss noch durch einen Schnitt. Vielleicht hören Sie es reißen, aber Sie spüren es nicht. Zum Nähen bekommen Sie dann eine lokale Betäubung.

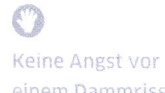

Keine Angst vor einem Dammriss.

Es kann übrigens auch zu Schürfungen der Schamlippen (Labien) kommen. Das wird zwar nicht genäht, kann aber in den ersten Tagen beim Wasserlassen etwas brennen. Hilfe bringen Ihnen Sitzbäder mit Calendula-Essenz oder Arnikaläppchen.

Nach der Geburt

Ihre ersten Minuten

Jetzt ist Ihr Baby da. Eine unendliche Erleichterung, vielleicht auch gleich ein unendliches Glücksgefühl, das Sie so noch nie erlebt haben, wird Sie erfassen. Sitzen Sie z. B. auf dem Gebärhocker, so liegt Ihr Baby zwischen Ihren Füßen, und Sie werden es zunächst für einen Moment nur bestaunen, ehe Sie sich trauen, es langsam und zart zu berühren. Wenn Ihnen danach ist, nehmen Sie es hoch in Ihre Arme. Besprechen Sie vorher mit der Hebamme, dass Sie diesen Moment selbst bestimmen wollen. Manchmal drücken Hebammen oder Ärzte der Mutter das Kind in die Arme, obwohl sie noch gar nicht bereit ist. Instinktiv läuft es so ab, dass Sie erst schauen, dann das kleine Wesen sacht mit den Fingerspitzen berühren und erst dann in die Arme nehmen.

Genießen Sie einfach, dass Sie beide die große Anstrengung hinter sich haben. Dass plötzlich alles ganz leicht wird und in Ihnen eine große Liebe entsteht. Ihrem Partner wird es ähnlich ergehen. Das Programm fürs Bonding läuft auf Hochtouren – vorbereitet durch immense Hormonausschüttungen in Ihrem Körper. Diese ersten Minuten werden Sie Ihr Leben lang nicht vergessen. Und Sie werden es bei jedem Kind wieder so erleben.

Hebamme und Arzt haben das Kind schon beim Herauskommen beurteilt und wissen, ob sie jetzt helfen müssen oder erst mal nicht gebraucht werden. Die erste Beurteilung des Babys, der Apgar-Test, kann erfolgen, ohne Sie zu stören. Manchmal müssen die Luftwege des Babys auch etwas abgesaugt werden, um sie von Schleim und Fruchtwasser zu befreien. Manchmal bekommt es etwas frischen Sauerstoff vor Mund und Nase gehalten. Je nach Situation wird Ihr Kind irgendwann abgenabelt, das eilt nicht – und wird meist dem Vater angeboten: ein Ritual, um die körperliche Trennung von Mutter und Kind zu vollziehen.

Die Hebamme wird noch zusätzlich warme Tücher über Ihr Baby legen. Auch wenn der Kreißsaal warm ist, bekommt das Baby einen ziemlichen Temperaturschock, darum braucht es Ihren warmen Körper (und warme Decken). Im Idealfall hat der Kreißsaal ein großes Bett, auf dem Sie jetzt zu dritt kuscheln können, sich anschauen, betasten, berühren, streicheln ...

Sie brauchen diese erste Zeit zu dritt, und Sie brauchen Ruhe.

Die Nachgeburt

Zwar sind die ersten Minuten zum Kennenlernen für Mutter, Vater und Kind das Wichtigste nach der Geburt. Doch die Geburt ist noch nicht beendet: Dazu muss erst noch die Plazenta (Nachgeburt) geboren werden. Die Hebamme wird also nach einer Weile prüfen, ob sie sich schon löst. Kommt sie nicht ohne Weiteres von selbst, so hilft es, Ihr Baby jetzt anzulegen, wenn es schon Saugbewegungen macht. Die Ausschüttung von Oxytocin beim Stillen dient auch der Wehenanregung und damit dem Ausstoß der Plazenta (später der Rückbildung der Gebärmutter). Sie können die Ablösung auch dadurch unterstützen, dass Sie sich noch einmal hinhocken und möglichst husten. Allerdings geben sehr viele Kliniken routinemäßig nach der Geburt ein Wehenmittel. Es ist überflüssig, an der Nabelschnur zu ziehen, sie könnte von der Plazenta abreißen.

Sind Plazenta und Eihäute geboren, werden Ihnen alle gratulieren. Denn erst jetzt ist die Geburt beendet. Wenn Sie der Plazenta, die so lange Ihr Kind genährt hat, besondere Ehre erweisen wollen, wie das in vielen Kulturen üblich ist, so bitten Sie darum, dass Sie sie mit nach Hause nehmen können. Ein traditionelles Ritual besteht darin, einen Baum über der Plazenta zu pflanzen. Vielleicht erfinden Sie aber auch ein anderes Ritual.

Mit den letzten Wehen in der Nachgeburtsphase verengen sich die Gefäße der Gebärmutter, Blutungen kommen zum Stillstand.

Irgendwann in den ersten 20–40 Minuten nach der Geburt wird Ihr Baby wahrscheinlich unüberhörbar schmatzen oder saugen. Jetzt ist die Zeit, es das erste Mal anzulegen. Lassen Sie sich helfen, aber es ist nicht schwierig. Ihr Baby weiß, was es will. Es ist ein erhebendes Gefühl, wenn es gleich so richtig lossaugt – und das wertvolle Kolostrum trinkt.

Routinemaßnahmen nach der Geburt

Aus der durchtrennten Nabelschnur wird Blut entnommen, um den pH-Wert zu messen, der anzeigt, ob das Kind ausreichend mit Sauerstoff versorgt ist. Ihr Kind wird noch einmal gründlich untersucht (Vorsorgeuntersuchung U1), gemessen und gewogen. Weitere kliniküblische Maßnahmen sind Vitamin-K Tropfen für Ihr Baby zur Vorbeugung gegen innere Blutungen und die Augentropfen entweder als Silbernitratlösung oder als Antibiotikum; sie werden als Schutz gegen eventuell bei Ihnen bestehende Infektionen (Gonorrhö oder Chlamydien) gegeben. Falls Sie derartige Routineanwendungen kritisch sehen, sollten Sie sich über Vor- und Nachteile gut informieren. Sie können sie ebenso ablehnen wie eventuelle Impfungen.

Gebadet wird ein Baby selten. Es würde bei einem Bad zu viel Wärme verlieren. Außerdem sollte die schützende und pflegende Schicht der »Käseschmiere« möglichst lange erhalten bleiben.

Das Baden des Babys ist »out«.

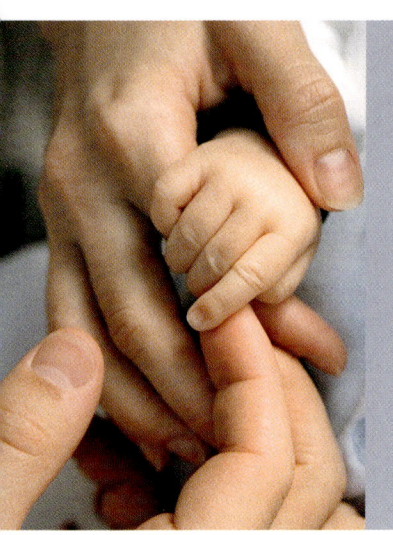

Nabelschnurblut zum Einfrieren der Stammzellen

Nicht selten erhalten Sie schon vor der Geburt Werbematerial von Firmen, die mit dem Nabelschnurblut embryonale Stammzellen einfrieren. Geworben wird damit, dass bei eventuell später auftretenden Krankheiten große Heilungschancen bestünden. Sie müssen dazu wissen, dass diese Heilungschancen wissenschaftlich noch nicht erwiesen und z. B. für Leukämie – entgegen der Werbung – nicht vorhanden sind. Sie zahlen sehr viel Geld, aber ein gesundes Kind kann Ihnen niemand versprechen.

Besondere Geburten

Wassergeburt

Eine Geburt im Wasser ist in Geburtshäusern, zu Hause und heutzutage auch in vielen Krankenhäusern möglich. Inzwischen hat sich die entspannende Wirkung des warmen Wassers unter Frauen herumgesprochen, und immer mehr bleiben bei der Geburt in der Badewanne. Für eine Wassergeburt gilt ebenso wie für andere Geburtsvorstellungen: Nehmen Sie sich nichts fest vor, seien Sie offen für den nicht planbaren Geburtsablauf. Es kommt nicht selten vor, dass Frauen, die fest entschlossen waren, im Wasser zu gebären, kurz vor der Geburt aus der Wanne steigen und umgekehrt Frauen, die nie im Wasser gebären wollten, einfach in der Wanne liegen bleiben. Beides ist möglich – und Sie wissen nicht, was Ihnen im entscheidenden Moment wirklich wichtig sein wird.

Falls Sie sich also gut vorstellen können, Ihr Kind im Wasser zu bekommen, sollten Sie nur sicherstellen, dass dies an Ihrem gewählten Geburtsort möglich ist und unterstützt wird. Alles andere lassen Sie auf sich zukommen.

Allerdings sollten Sie darauf achten, dass Sie möglichst erst dann in die warme Badewanne gehen, wenn die Wehen wirklich heftig werden, also eher gegen Ende der Eröffnungsphase. Dann können Sie die unterstützende Wirkung des warmen Wassers am effektivsten nutzen. Das Wasser sollte nicht wärmer als 37 Grad sein. Die Überwachung des Kindes, also das Abhören der Herztöne, ist auch im Wasser möglich. Für das Kind ist die Geburt ins Wasser hinein kein Problem, im Gegenteil: Sie bedeutet einen sehr schonenden Übergang, denn das Baby kommt ja aus dem Wasser. Zu atmen beginnt ein Baby erst, wenn die Gesichtshaut

Vom warmen Fruchtwasser ins warme Badewasser – ein schonender Übergang.

in Kontakt zur Luft kommt, bis dahin wird es weiter über die Nabelschnur mit Sauerstoff versorgt.

Frühgeburt

Kinder, die unter 2.500 Gramm wiegen oder vor der (abgeschlossenen) 36. Woche geboren werden, gelten als Frühgeburt. Solche Kinder sollten möglichst in Krankenhäusern zur Welt kommen, die Erfahrungen mit Frühgeburten haben. Sie haben sicher in spektakulären Berichten von extrem früh geborenen Kindern und ihrem Überleben gelesen. Die Intensivmedizin setzt sich mit großem Aufwand dafür ein, immer früher geborene Kinder zu retten, z. B. ab der 24. Woche. Diese Entwicklung erscheint paradox, wenn auf der anderen Seite Kinder bei diagnostizierten Behinderungen zu dieser Zeit (und bis zur Geburt) noch im Bauch getötet und abgetrieben werden. Zu diesem frühen Zeitpunkt können verständlicherweise auch nicht viele Kinder gerettet werden und selten ohne nachteilige gesundheitliche Auswirkungen. Aber Kinder, die um die 30. Schwangerschaftswoche und danach geboren werden, haben heute gute Chancen.

Am besten entwickelt sich das Kind natürlich in der Gebärmutter. Darum wird immer versucht, eine Geburt aufzuhalten und dem Kind – solange es geht – die normalerweise idealen Bedingungen in der Gebärmutter zu erhalten. Doch in manchen Fällen sind sie nicht mehr ideal, dann wird das Kind besser zu früh geboren. Die Neugeborenenmedizin bemüht sich heute weitestgehend, nicht nur alles medizintechnisch Mögliche anzuwenden, sondern auch eine kuschelige, der Gebärmutter ähnliche Umgebung zu schaffen. Das ist auch mindestens genauso wichtig wie die medizinische Versorgung. Ein zu früh geborenes Baby braucht Wärme, Bewegung, Berührungen, Stimmen, alles, was es in der Gebärmutter hatte. Einige Kliniken unterstützen Eltern bei der »Känguru-Methode«: Dabei wird das »Frühchen« auf-

Frühgeborene brauchen Hautkontakt und Muttermilch.

recht und nackt (bis auf ein Mützchen) zwischen den Brüsten der Mutter, auf der Brust des Vaters oder der Krankenschwester getragen. Es hockt dort warm und eingewickelt wie ein Känguru-Baby. Da das Kind ähnliche Anreize und Anregungen wie in der Gebärmutter bekommt (Hautkontakt, Wärme, Geruch, Stimme, Herzschlag) und bewegt wird, entwickelt es sich in dieser geborgenen Situation wesentlich besser als im Inkubator. Auch für Sie als Mutter ist das eine Hilfe, die fehlenden Schwangerschaftswochen nachzuholen. Das Stillen bzw. Abpumpen der Muttermilch – die gerade für ein Frühgeborenes extrem wichtig ist – klappt auch wesentlich leichter, wenn Sie viel mit Ihrem Baby zusammen sind.

In manchen Kliniken werden »Frühchen« auf warme Felle oder Wassermatratzen gelegt, und es werden ihnen Tonbänder mit dem Herzschlag oder der Stimme der Mutter vorgespielt. Das sind lobenswerte Ansätze, doch nichts kann den Kontakt zu den Eltern ersetzen.

Wissen oder befürchten Sie also, dass Ihr Kind zu früh geboren wird, so erkundigen Sie sich rechtzeitig, wie die Neugeborenen-Intensivstation (Neonatologie) damit umgeht. Ob und wie oft, wie lange Sie und/oder Ihr Partner bei Ihrem Kind sein können. Denn Ihr Kind braucht jemanden, der es hält, der mit ihm kuschelt und mit ihm redet. Die Schwestern auf der Station haben dafür meist nicht genügend Zeit. Wenn Ihr Kind sehr früh geboren wurde, stürmt sicher sehr viel auf Sie ein. Zudem hatten Sie vielleicht einen Kaiserschnitt und sind daher nicht beweglich. Dann sollte der Vater oder eine andere Person Ihr Kind besuchen, es streicheln, ihm vielleicht die abgepumpte Muttermilch geben und für Sie Fotos Ihres Kindes besorgen. Und: Nehmen Sie möglichst früh Kontakt auf zu anderen Eltern Frühgeborener (Adressen im Anhang).

Beckenendlage

Die Beckenendlage ist hier als eine Besonderheit aufgeführt, da sie nicht selten auftritt und eine besondere Geburtsleitung erfordert. Liegt ein Kind »falsch« herum, so wird in der Mehrzahl der Fälle heute ein Kaiserschnitt durchgeführt. Es gibt aber auch Krankenhäuser, die eine vaginale Geburt durchführen, wenn das Kind mit dem Steiß (dem Po) unten liegt. Liegt es mit den Füßen voran, ist das oft nicht möglich. Auch bei einer Schräg- oder Querlage wird immer ein Kaiserschnitt gemacht oder zunächst eine äußere Wendung versucht.

Liegt ein Kind in den letzten Wochen vor der Geburt (32.–36. Woche) noch mit dem Po nach unten, so kann man zunächst versuchen, es zu wenden. Dafür gibt es verschiedene Möglichkeiten.

> Die »Indische Brücke« können Sie selbst durchführen. Sie müssen Ihr Becken ein- bis zweimal pro Tag 10 bis 20 Minuten hoch lagern, dafür legen Sie sich am besten mit dem Po auf dicke, feste Polster (der Oberkörper bleibt flach am Boden) und legen die Waden auf einen davorstehenden Stuhl. Machen Sie es sich dabei möglichst bequem. Zur Entspannung empfehlen sich gleichzeitig Atem- und Körperwahrnehmung. (Das Becken weich und weit werden lassen. Mit jedem Ausatmen Belastendes loslassen.) Sie können dabei auch Ihr Kind motivieren, sich umzudrehen: indem Sie ihm gut zureden und erklären, warum das für Sie beide wichtig ist, und indem Sie ihm durch sanftes Streicheln der Bauchdecke den Weg zum »Purzelbaum« in die richtige Lage zeigen. Nach der Übung sollten Sie umhergehen und aktiv sein.

> Weitere Möglichkeiten, die Sie mit Ihrer Hebamme oder den Ärzten besprechen sollten, sind Moxibustion, Akupunktur, Akupressur oder Haptonomie. Bei der Moxibustion wird mit

Räucherstäbchen ein bestimmter Punkt am Zeh stimuliert.
Bei der Haptonomie wird mit einer bestimmten Form der Berührung und Kontaktaufnahme das Kind motiviert, sich zu
drehen.

> Die »äußere Wendung« können heute nur noch wenige Ärzte.
  Sie wird normalerweise in der Klinik und unter Aufzeichnung der Herztöne und mit einer PDA durchgeführt. So
  kann, falls das Kind den »manipulierten Purzelbaum« nicht
  verträgt, sofort ein Kaiserschnitt gemacht werden.

Grundsätzlich sollte nie mit Gewalt versucht werden, das Kind
zu wenden. Auch bei den »sanften« Methoden sollten Sie aufge-
ben, falls sich das Kind nach erfolgreicher Wendung wieder in
die Beckenendlage zurückgedreht hat. Es gibt nämlich manchmal Gründe für diese Lage.

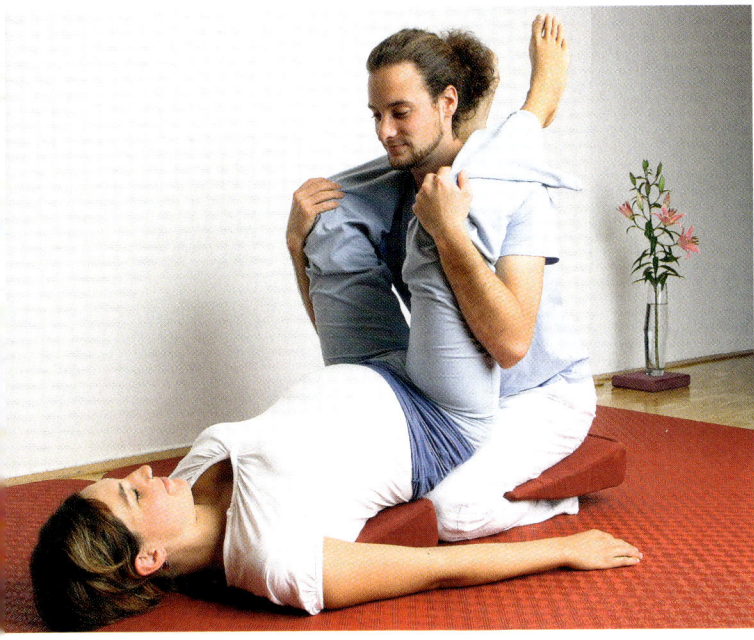

**Indische Brücke:
Üben Sie allein
oder mit Partner.**

Kleinere Eingriffe

Ist eine Geburt aber sehr weit fortgeschritten, das Baby also schon im letzten Abschnitt des Geburtsweges, dann kann es manchmal notwendig sein, mit einer Saugglocke oder einer Zange die Geburt zu unterstützen. Sie werden gewöhnlich bei einer lokalen Betäubung (falls nicht schon eine PDA liegt) und mit einem Dammschnitt eingesetzt. Auch wenn eine Saugglocke das Baby beim Herunterkommen unterstützt, so ist doch auch hierbei Ihre Mitarbeit gefordert. Die Saugglocke (Vakuum) unterstützt nur zusätzlich beim Schieben. Lassen Sie sich bei der Kreißsaalbesichtigung eine Saugglocke zeigen, Sie werden verwundert sein, wie klein sie ist. Durch das Vakuum und den Zug am Hinterkopf hat Ihr Baby nach der Geburt wahrscheinlich eine ziemliche Schwellung, die meist sehr schnell wieder verschwindet.

Eine Geburtszange besteht aus zwei Teilen, die wie große Löffel um den Kopf des Kindes gelegt werden und ihn so beim Durchtritt bei der Geburt schützen und lenken.

Kaiserschnitt

Eine fast schon selbstverständliche Geburtsform ist die Kaiserschnitt-Operation (Sectio caesarea). Mindestens jedes vierte, inzwischen schon fast jedes dritte Kind wird auf diesem Weg geboren. Seit Jahren wird bei kleinen Auffälligkeiten oder Schwierigkeiten in der Klinik vorsichtshalber ein Kaiserschnitt gemacht. Oft begründen das die Ärzte damit, dass sie im Zweifelsfall nichts unterlassen haben wollen – denn heute wird schnell geklagt. In den letzten Jahren wird zudem von Frauen häufiger der Wunsch geäußert, eine natürliche Geburt zu umgehen und das Kind mit einen Kaiserschnitt zur Welt zu bringen. Dem wird in fast allen Kliniken mehr oder weniger gern nachgegeben.

Kaiserschnitt ganz nebenbei?

Die Misgav-Ladach-Methode trägt unter dem Titel »sanfter« Kaiserschnitt dazu bei, Frauen einzureden, ein Kaiserschnitt könne quasi nebenbei, ohne nachteilige Auswirkungen, gemacht werden. Die Operationstechnik, bei der viel Gewebe gerissen statt mit dem Skalpell geschnitten wird, ist alles andere als »sanft«. Aber die Wunde heilt besser und schneller (wie bei einem gerissenen Damm, der ja auch besser heilt als ein Schnitt). Die Belastung für die Frau ist geringer, und die OP dauert nicht so lang.

»Wunsch«-Kaiserschnitt?

Frauen, die sich einen Kaiserschnitt (ohne medizinischen Grund) wünschen, befassen sich meist nicht mit den Nachteilen einer Operation und den besonderen Nachteilen einer solchen Geburt für Mutter und Kind:
Die Frauen umgehen zwar die oft schmerzhaften Geburtswehen, handeln sich aber dafür Schmerzen und Einschränkungen nach der Operation ein, wenn sie nach einer normalen Geburt schon wieder sehr fit wären.
Sie belasten ihren Körper mit einer Operation, die langfristig Probleme durch Vernarbungen (insbesondere bei weiteren Operationen) nach sich zieht.
Sie umgehen bei einem geplanten Kaiserschnitt den physiologischen Ablauf einer Geburt mit den entsprechenden hormonellen Ausschüttungen, die Grundlage für die beginnende Liebesbeziehung zum neugeborenen Kind sind.
Auch das Baby wird unvorbereitet durch das Fehlen der Geburtswehen auf die Welt »gebracht« und hat keine günstigen Voraussetzungen für die Anpassung an die neue Umwelt. Häufige Folge der Operation ist das »Kaiserschnitt-Schock-Syndrom« – besonders wenn die Sectio weit vor dem Geburtstermin durchgeführt wird.
Die Frauen bringen sich um das eindrucksvolle Erlebnis ihres bewussten Mutterwerdens.

Diese Methode ist aber nicht immer einsetzbar, z. B. nicht bei mehrmaligem Kaiserschnitt.

Der Sinn eines Kaiserschnitts liegt darin, einem Kind, dem es nicht gut geht, zu helfen oder eine Geburt zu beenden, die (aus welchen Gründen auch immer) nicht vorangeht. In der Abwägung kann dann ein Kaiserschnitt sicherer für Mutter und Kind sein. Dass Kaiserschnitte heute so komplikationsarm und schnell durchgeführt werden können, ist ein wichtiger Fortschritt in der Geburtshilfe. Dass er deswegen aus nicht lebensnotwendigen Gründen durchgeführt wird, ist allerdings nicht gerechtfertigt.

Bedenken Sie: Ein Kaiserschnitt ist immer auch eine (große) Operation mit entsprechenden Risiken.

Oft gibt es berechtigte Gründe für einen Kaiserschnitt. In dieser Situation sind Eltern sicher sehr dankbar, dass ihrem Kind aus einer Notlage geholfen werden konnte. Aber es gibt auch Frauen, die trotzdem das Erleben der Geburt vermissen und sehr traurig darüber sind. Diese Trauer dürfen sie auch zulassen, aber sie sollten nicht vergessen, dass ihnen oder ihrem Kind geholfen wurde. In vielen Städten gibt es spezielle Beratungsangebote bzw. Gruppen von Frauen mit einem Kaiserschnitt. Auch in einem Familienbegleitungskurs nach der Geburt können Frauen über ihre Erfahrungen und Gefühle sprechen.

Eine nicht so gut verlaufende Geburt bzw. ein Kaiserschnitt bedeuten nicht lebenslange Benachteiligung dieses Neugeborenen. Mit viel Körperkontakt, besonders Babymassagen, und Zuwendung können Mutter und Kind nachholen oder auch korrigieren, was in der Phase während bzw. direkt nach der Geburt nicht automatisch erfolgt ist.

Gründe für einen Kaiserschnitt ergeben sich jeweils etwa zur Hälfte bereits vor der Geburt (primäre Sectio) oder während der Geburt (sekundäre Sectio).

Gründe für einen geplanten Kaiserschnitt:

> Querlage, Schräglage und Beckenendlage.
> Frühgeburten bis zur 32. Schwangerschaftswoche und ein mangelernährtes Kind bei Plazentainsuffizienz (wenn also die Plazenta nicht mehr arbeitet und das Kind nicht ausreichend versorgt wird).
> Eine Plazenta praevia, das heißt, die Plazenta liegt vor dem Muttermund und somit vor dem Geburtsweg, oder eine vorzeitige Lösung der Plazenta.
> Nabelschnurvorfall.
> Bestimmte Vorerkrankungen der Mutter – Diabetikerinnen, die nicht gut eingestellt sind, große Myome, die den Muttermund blockieren, schwere EPH-Gestose (sogenannte Schwangerschaftsvergiftung).
> Zwillinge, wenn der erste Zwilling in Beckenendlage liegt, da sich die Kinder mit dem Kopf behindern könnten.
> Drillinge und mehr Kinder.
> sogenannter Wunsch-Kaiserschnitt.

Gründe für eine sekundäre Sectio, also während der Geburt:

> Herztonveränderungen beim Kind, die einen Sauerstoffmangel anzeigen.
> Blutungen aufgrund einer vorzeitigen Plazentaablösung.
> Sehr lange Eröffnungsphase mit Fieber unter der Geburt, besonders nach Blasensprung, wenn kein Ende der Geburt abzusehen ist.
> Missverhältnis zwischen Kopf und Becken oder falsche Einstellungen des Kopfes.
> Plötzlicher nicht einstellbarer Bluthochdruck und daher drohender Schwangerschaftskrampf (Präeklampsie) und weitere spezielle Gründe.

Bei der Auswahl einer Klinik sollten Sie fragen, wie hoch die Rate der Kaiserschnitte mit PDA ist. In vielen Kliniken werden noch überwiegend Vollnarkosen gegeben. Gerade bei einem geplanten Kaiserschnitt, oftmals auch beim ungeplanten, ist eine PDA die »schonendere« Schmerzausschaltung. Besonders wichtig: Viele der o. g. Nachteile eines Kaiserschnitts können gemildert werden durch Ihr bewusstes Miterleben der Ankunft Ihres Kindes: Sie können Ihr Kind fast wie nach einer Geburt gleich sehen und anfassen. Aus diesen Gründen sollte auch gewährleistet sein, dass der Vater im Operationssaal dabei sein darf, falls er das möchte. So können Sie beide das neugeborene Kind – unter der Voraussetzung, dass es nicht intensiv medizinisch versorgt werden muss – kennenlernen, und es kann mit Ihnen Hautkontakt haben, eventuell schon im OP gestillt werden. Krankenhäuser, die Eltern im Zusammenwachsen mit ihrem Kind besonders unterstützen, bieten auch an, dass der Vater, gerade nach einem Kaiserschnitt, mit der Mutter gemeinsam in der Klinik »wohnen« kann. Für ein »Familienzimmer« muss der Vater dann einen Zuschlag bezahlen. Solche günstigen Bedingungen mildern die Startphase für Kind und Eltern.

PDA (Periduralanästhesie)

Eine Periduralanästhesie ist eine medikamentöse Blockierung von Schmerzleitungen durch Einbringen eines Schmerzmittels in den Periduralraum (zwischen Rückenmark und Rückenwirbel) bzw. bei einer Spinalanästhesie in den etwas tiefer gelegenen Spinalraum.

Eine PDA wird meistens als Dauerkatheter gelegt, das heißt, das Medikament kann bei nachlassender Wirkung durch den dünnen Schlauch immer wieder nachgespritzt werden. Eine Spinalanästhesie wird dagegen als einmalige Spritze gesetzt, es kann also nicht einfach nachgespritzt werden.

Sie bekommen zwar von der Operation trotz Bewusstsein nichts zu sehen und Sie haben auch keine Schmerzen, aber Sie spüren es bei einer PDA schon mal »ruckeln« oder etwas Druck, denn sie empfinden Berührungen.

Das Legen einer PDA dauert einige Zeit, und bis die Wirkung eintritt, vergeht so fast eine halbe Stunde, daher wird bei einer Not-Sectio immer eine Vollnarkose oder eine Spinalanästhesie gemacht.

Wenn alles anders kommt …

Nicht nur die Geburt kann ganz anders laufen, als Sie sich das vorgestellt und erträumt haben. Auch das Baby kann anders als erträumt zur Welt kommen. Wir haben niemals die Garantie auf ein gesundes Baby, selbst wenn alle Möglichkeiten der Pränataldiagnostik ausgeschöpft wurden. Die Ängste, ob das Baby auch gesund sein wird, gehören also weiterhin zur Schwangerschaft dazu. Eltern müssen sich wie seit Jahrtausenden damit auseinandersetzen, dass ein Kind auch krank, behindert oder gar tot zur Welt kommen kann. Heutzutage haben wir viele vermeintliche Sicherheiten, doch auch die Hochleistungsmedizin kann nichts garantieren.

Sprechen Sie im Geburtsvorbereitungskurs oder mit anderen Schwangeren über Ihre Ängste, denn sie sind normal und gehören zur Schwangerschaft. Doch wenn wirklich Ihr Kind nicht so perfekt zu Welt kommt, wie Sie es sich wünschen, dann bedeutet das für Sie sicher zunächst einen Schock und große Trauer. Diesen Trauerprozess, der auch eine Verabschiedung von Wünschen und Fantasien bedeutet, müssen Sie zulassen. Nur so können Sie Ihr Kind akzeptieren und lieben, wie es ist. Nicht immer sind Familie und Freunde dabei die beste Hilfe. Andere betroffene Eltern können Sie oft besser verstehen, Ihnen die Trauer zugestehen und auch konkrete Hilfe geben (einige Adressen im Anhang). Betroffene Eltern können Ihnen auch zeigen, wie sich ihr Leben verändert hat und wie sie es den jeweiligen Bedürfnissen entsprechend eingerichtet haben. Vor allem können Sie bei vielen Eltern sehen, dass auch ein behindertes Kind glücklich und lebensfroh in einer liebevollen Umgebung aufwachsen kann.

Ist Ihr Kind während der Schwangerschaft oder Geburt gestorben, werden Sie häufig abwehrende Reaktionen Ihrer Umwelt erleben, etwa: »Du bist ja noch jung und kannst noch andere Kinder bekommen.« Solche Sätze helfen Ihnen wenig in Ihrem tiefen Schmerz. Schließen Sie sich, sobald Sie in der Lage dazu sind, einer Gruppe betroffener Eltern an. Das hilft gerade auch Paaren, die unterschiedliche Trauerarbeit von Vätern und Müttern zu verstehen und zu akzeptieren.

Für Ihren Trauerprozess ist es vielleicht von Bedeutung, sich richtig von dem Kind verabschiedet zu haben. Die Klinik sollte Ihnen diese Möglichkeit bieten. Dort sollte auf jeden Fall ein Foto vom Kind gemacht werden, ein Hand- oder Fußabdruck. Sicher geben Sie dem Baby einen Namen. Auch wenn Sie sich zunächst nicht vorstellen können, dass Ihnen das wichtig wird, gibt es Ihnen später, mit etwas Abstand einen kleinen Trost. Der Tod gehört vom Beginn des Lebens an dazu, aber es ist unendlich traurig, das eigene Kind zu verlieren.

Babys, die lebend geboren werden oder über 500 Gramm wiegen, können heute bestattet werden. Es ist für viele Eltern wichtig, einen Ort für Ihre Trauer zu haben. Auch wenn das Baby weniger wog oder es noch eine Fehlgeburt war. Es gibt deshalb spezielle Bestattungsgelegenheiten für diese Fälle. Fragen Sie bei den oben genannten Eltern-Verbänden, bei der Stadt oder bei Ihrer Kirche nach Möglichkeiten.

Im Rhythmus des Körpers

Sie können viel dafür tun, dass die Geburt für Sie und Ihren Partner ein möglichst schönes Erlebnis wird.

> **Die ersten Anzeichen für den Geburtsbeginn**
> teilt Ihnen Ihr Körper in der Regel mit – durch »Zeichnen«, einen Blasensprung und vor allem natürlich Wehen.

> **Die Eröffnungsphase**
> kann lang dauern, oder es geht sehr schnell. Immer werden Hebamme und Ärzte kontrollieren, ob es dem Kind gut geht.

> **Die Übergangsphase**
> wird oft zu einer harten Prüfung für die Frau. Damit Sie die Wehen gut veratmen und die kurzen Erholungspausen nutzen können, wird Ihr Partner Sie jetzt intensiv unterstützen.

> **Die Geburtsphase**
> ist eine Zeit, in der Sie mit viel Kraft und Motivation dabei mithelfen können, dass Ihr Kind auf die Welt kommt.

> **Die ersten gemeinsamen Minuten**
> sind für Sie, Ihren Partner und das Neugeborene besonders kostbar. Meistens wird es Liebe auf den ersten Blick, wenn Sie beide das Baby anschauen und sich zum ersten Mal berühren.

Ausblick

Jetzt beginnt eine neue, spannende Zeit, in der Sie und Ihr Partner sich an das Zusammenleben mit einem Kind gewöhnen. Das bedeutet zunächst einmal: Sie müssen rund um die Uhr für die Bedürfnisse Ihres Kindes da sein.

In den ersten Monaten nach der Geburt werden die Weichen für das spätere Leben gestellt. Damit dieser Prozess gut abläuft, muss sich Ihr Baby sicher gebunden fühlen, geliebt und mit seinen Bedürfnissen angenommen. Von dieser Basis aus kann es neugierig und aufnahmebereit die Welt erkunden. Nicht das besonders bunte Mobile oder »Förderspielzeug« bringt die intellektuel-

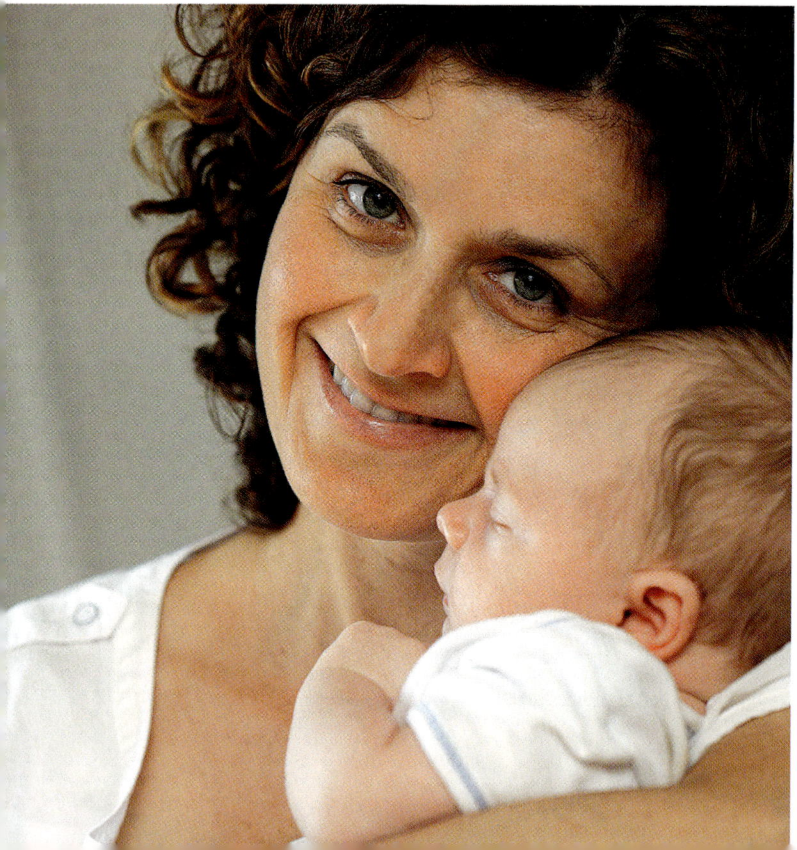

Jetzt ist nur das Baby wichtig – geben Sie ihm alle Liebe und viel Zeit.

le Entwicklung von Säuglingen entscheidend voran, sondern zuallererst eine gute emotionale Beziehung. Ein Baby, das für seine Grundbedürfnisse kämpfen muss, hat nicht viele Kapazitäten für seine Entwicklung.

Die große Umstellung

Nach der Geburt werden Sie sich wahrscheinlich sehr fit fühlen. Doch das Wochenbett wird nicht ohne Grund überall auf der Welt als Zeit zum Ausruhen und Schonen gesehen. Die brauchen Sie, damit Ihr Körper die große Umstellung zum Nicht-mehr-schwanger-Sein in Ruhe vollziehen kann.

Damit Sie Ihrem Kind Halt und Geborgenheit geben können, müssen Sie einen Schonraum für sich haben, in dem Sie beide, Sie drei, sich in Ruhe finden und neu ausbalancieren können. Nicht immer ist das möglich. Versuchen Sie und Ihr Mann deshalb, die ersten Tage und Wochen möglichst von Nebensächlichkeiten (wie den alltäglichen Anforderungen im Haushalt) frei zu halten.

Was Ihr Baby vorher in der Gebärmutter von allein bekommen hat, müssen Sie ihm jetzt ganz bewusst geben. Wenn Sie gerade schlafen wollen oder unter der Dusche stehen, hat es Hunger oder Bauchschmerzen. Wenn Sie essen wollen, hat es eine volle Windel. Sehen Sie die Interessen des Babys im Moment als vorrangig an. Es ist wie bei der Geburt: Je mehr Sie dagegen ankämpfen, desto schwieriger wird es für Sie. Je mehr Sie im gleichen Rhythmus mit Ihrem Baby schwingen, desto einfacher und befriedigender wird das neue Miteinander. Ihr Baby kann nicht warten, wenn es Hunger hat, es versteht noch nicht, dass es vielleicht zehn Minuten später etwas gibt. Es hat jetzt Hunger, und wenn der nicht gestillt wird, kann es sich nur mit Schreien bemerkbar machen. Wird auf die Bedürfnisse, auf das Schreien,

Freunde sollten Sie jetzt bei alltäglichen Arbeiten entlasten – das sind die richtigen Geschenke.

nicht reagiert, so resigniert Ihr Kind irgendwann. Es kann dann nicht lernen, dass es in seinem Leben verlässliche Personen gibt, die auf seine Bedürfnisse eingehen und seine Not lindern.

Es fällt nicht immer leicht, sich plötzlich in allem nach einem kleinen Schreihals zu richten. Manchmal weiß man auch gar nicht, warum das Baby gerade schreit. Sie werden ab und zu verzweifeln und glauben, dass Sie nichts mehr geregelt bekommen. Sie werden vielleicht sogar wütend auf Ihr Baby sein, das Sie so hilflos macht. Geht Ihr Mann wieder seiner gewohnten Arbeit nach, werden Sie eventuell auch wütend auf ihn sein, weil er fast so weiterleben kann wie vor der Elternzeit, während Sie zeitweise nicht einmal dazu kommen, zu duschen oder die Waschmaschine zu füllen.

Machen Sie es sich anfangs so einfach wie möglich, bestellen Sie Pizza, lassen Sie sich Salate von Ihrem Partner mitbringen und wärmen Sie Ihre (vorgekochten) Tiefkühlgerichte. Mit der Zeit werden Sie einen Rhythmus mit Ihrem Kind finden und die Zeiten, wenn es schläft, besser nutzen können. Gehört Ihr Baby aber zu denen, die nachts auch ganz viel Zuwendung brauchen, dann müssen Sie Ihren Schlafmangel tagsüber ausgleichen, wenn auch Ihr Kind schläft.

Es spielt sich alles langsam ein…

Erwarten Sie nicht, dass alles gleich funktioniert: Sie müssen das Muttersein lernen, Ihr Partner das Vatersein, Ihr Kind muss lernen, dass da zwei Menschen für es da sind – und nicht zuletzt müssen Sie beide lernen, dass Sie nicht nur ein Liebespaar, sondern auch Eltern sind.

Realistisch muss man sehen, dass die Zeit sich nicht vermehrt. Sie werden wahrscheinlich lernen, dass Sie füreinander nicht mehr so viel Zeit haben. Sehen Sie die gemeinsame Zeit mit Ihrem Kind aber als Ihre gemeinsame Zeit an, werden Sie besser damit umgehen können. Ihr Baby braucht Liebe und Zuwendung – da können Sie nichts falsch machen.

Auch wenn Sie in den ersten Wochen und Monaten weitaus weniger Schlaf bekommen, als Sie es bisher gewohnt waren, so können Sie gewiss sein, dass das mit der Zeit besser wird. Auch Ihr Baby passt sich dem Familienrhythmus an. Es wird irgendwann lernen, allein zu schlafen oder gar durchzuschlafen, aber erwarten Sie das nicht gleich in den ersten Monaten. Sie werden Ihr Baby und seine Gewohnheiten schnell kennengelernt und den Alltag bald umgestellt haben und gemeinsam mit Ihrem Partner bewältigen. Kontakt zu anderen Eltern, deren Kind gleich alt ist, hilft Ihnen. Sie werden sehen, jeder hat seine Anfangsschwierigkeiten und findet sich nach und nach zurecht.

Sehen Sie die gemeinsame Zeit mit Ihrem Kind als Ihre gemeinsame Zeit an.

Rückbildung – Neufindung

Unmittelbar nach der Geburt Ihres Kindes beginnt die »Rückbildung«: Die Gebärmutter zieht sich zusammen, der Bauch ist leer und weich, der Beckenboden stabilisiert sich. All dies läuft in den ersten Tagen und Wochen auch ohne Ihr Zutun ab. Lassen Sie Ihrem Körper also erst einmal Ruhe und Zeit für die Umstellung. Wenn Sie wieder ein Gefühl für die Anspannung des Beckenbodens haben, können Sie langsam und sehr sacht mit kleinen Übungen anfangen. Die Hebamme, die bei Ihnen die Nachsorge macht, wird Ihnen zeigen, was Sie in der Wochenbettzeit tun können. Aber übertreiben Sie nicht! Mit der sogenannten Rückbildungsgymnastik, die ja hauptsächlich auf die Festigung des Beckenbodens und der Bauchmuskulatur zielt, sollten Sie bis zum Ende der Wochenbettzeit warten, also ungefähr sechs Wochen. Spätestens dann ist auch der Wochenfluss, die Blutung nach der Geburt, beendet.

Die GfG, Gesellschaft für Geburtsvorbereitung – Familienbildung und Frauengesundheit, nennt die Rückbildungskurse »Rückbildung – Neufindung«. Denn es geht nicht nur um die genannte körperliche Rückbildung, sondern auch darum, sich mit dem veränderten Körper neu zu finden. Ihr Körper hat Veränderungen und Erfahrungen durch die Schwangerschaft und Geburt, die sich nicht wieder auslöschen lassen, Erfahrungen, auf die Sie stolz sein können. Möchten Sie gerne Ihre »alte« Figur wieder erreichen, so sollten Sie sich zumindest sehr viel Zeit damit lassen: Eine Schwangerschaft dauert neun Monate, in dieser Zeit hat Ihr Körper enorm viel geleistet, geben Sie ihm mindestens die gleiche Zeit für die Rückbildung. Sie tun sich keinen Gefallen, wenn Sie sehr schnell mit einem Fitnesstraining oder intensivem Sport beginnen. Jetzt sind Ihr Körper und vor allem Ihre Seele auf das Stillen, auf Beschützen und Betreuen eingestellt. Geben Sie sich Zeit, Ihre neue Rolle zu finden, und bauen Sie die Körperübungen in Ihren Alltag ein so wie die Vorbereitung zur Geburt. Es ist auch vieles das Gleiche: Haltungs- und Beckenbodenübungen, Körper- und Atemwahrnehmung.

Geben Sie Ihrem Körper Zeit, eine neue Form zu finden.

> Achten Sie beim Stillen auf eine gut gestützte, entspannte Haltung. Lösen Sie die Schultern und den Nacken.

> Legen Sie sich nach der Geburt öfter auf den Bauch mit einem Kissen in der Leistenbeuge. So entlasten Sie den Beckenraum und beugen Beckenbodensenkungen vor.

> Besonders beim Hochheben und Tragen Ihres Kindes sollten Sie auf die richtige Haltung achten (das Gewicht immer am Körper).

> Auch bei der täglichen Arbeit, beim Zubereiten von Mahlzeiten, Wegräumen von Geschirr u. a. entlasten Sie die Schultern, achten Sie auf weiche Knie, aufrechte Haltung…

> Singen und Tanzen Sie mit Ihrem Kind.

> Spannen Sie beim Anheben Ihren Beckenboden an und nehmen Sie Ihren Beckenboden immer wieder ganz bewusst wahr.

Ein großer Gymnastikball kann Ihnen in vielen Situationen helfen. Sind Sie beispielsweise zu müde, Ihr Kind herumzutragen, so setzen Sie sich mit ihm auf den Gymnastikball. Sie haben sicher schon bemerkt, dass Ihr Kind, wenn es unruhig ist oder Bauchschmerzen hat, nur beim Tragen (also bei rhythmischen, schaukelnden Bewegungen) ruhig wird. Auf einem großen Ball können Sie sitzen und gleichzeitig wippen oder kreisen. Mit dem Gymnastikball können Sie auch gezielte Übungen durchführen. Sinnvolle Rückbildungsübungen sind auch mit dem Baby möglich. Sie bewegen sich mit Ihrem Kind, und Sie werden sehen, Ihr Kind mag das.

Übung auf dem Gymnastikball

Setzen Sie sich auf den Ball, die Füße etwa hüftbreit auseinander. Reiben Sie Ihre Fußsohlen auf dem Boden einige Male kräftig hin und her. Wenn sie warm geworden sind, nehmen Sie den Boden unter den Füßen wahr, die Verbindung durch die Unterschenkel, Kniegelenke und Hüftgelenke ins Becken, dort die Verbindung zu den Sitzbeinhöckern und die Verbindung zwischen Steißbein und Schambein (Symphyse). Umkreisen Sie diese Knochen und spüren Sie dort die Muskeln des Beckenbodens.

Dann beginnen Sie, sich mit dem Po vom Ball hochhüpfen zu lassen, mal mehr, mal weniger. Spüren Sie Ihren Beckenboden dabei, spannt er sich beim Hochhüpfen leicht an? Wo spüren Sie die Hüpfbewegung in Ihrem Körper? Bis in Ihren Kopf? Belebt Sie das Hüpfen? Wiederholen Sie das Hüpfen einige Male und bleiben Sie aufrecht dabei. Oder Sie machen ganz kleine, kreisende Bewegungen.

Übung mit dem Gymnastikball an der Wand

Sie stehen mit dem Rücken zur Wand und legen den dicken Ball
zwischen die Wand und Ihren Rücken. Gehen Sie so weit mit
den Füßen weg, dass Sie bequem mit dem Rücken am Ball lehnen. Federn Sie sich jetzt sanft vom Ball weg und wieder zurück
im Rhythmus Ihres Atems. Bleiben Sie nach einer Weile auf Ihren Füßen stehen und lassen Sie den Ball herunter. Wie stehen
Sie jetzt? Wie sind die Empfindungen im Rücken? Wiederholen
Sie das Federn und machen es schneller oder leichter, so wie es
Ihnen guttut. Wenn Sie zum Schluss selbstständig stehen, spüren Sie noch einmal in Ruhe von den Füßen bis in den Kopf hinein Ihre aufrechte Haltung.

Bauchmuskelübungen mit Baby

Sie legen sich auf den Rücken und nehmen Ihr Kind auf die
angezogenen Unterschenkel. Bewegen Sie jetzt die Unterschenkel leicht in alle Richtungen und beginnen Sie dann mit dem

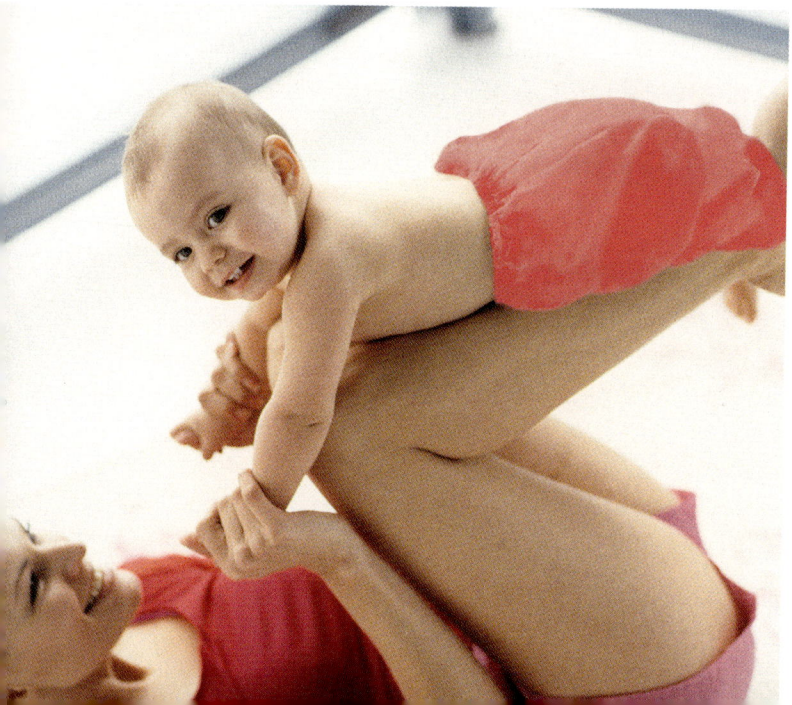

Rücken zu schaukeln. Balancieren Sie sich aus, spüren Sie, was Ihnen guttut. Sprechen und singen Sie mit Ihrem Kind dabei. Ihr Baby wird es wahrscheinlich gern mögen, wenn Sie intensiv schaukeln. Halten Sie es aber gut fest.

Setzen Sie sich mit ausgestreckten Beinen, das Baby liegt mit den Füßen zu Ihrem Körper auf Ihren Oberschenkeln. Jetzt schaukeln Sie von einer Poseite auf die andere und schieben, aufrecht bleibend, die Beine aus den Hüften immer weiter vor und danach wieder zurück. Sie rutschen gewissermaßen mit Ihrem Baby zusammen mit dem Po auf dem Boden herum. Das macht Ihnen und dem Baby Spaß und ist eine gute Übung für Becken, Beckenboden und Rumpfmuskulatur.

Besuchen Sie einen **Rückbildungs-Neufindungs-Kurs,** der gleichzeitig einen Gesprächs- und Informationsteil beinhaltet. Diese Kurse haben ganz unterschiedliche Namen und werden z.B. von GfG-Familienbegleiterinnen® durchgeführt. Achten Sie auf Kurse mit Titeln wie »Rückbildung – Neufindung«, »Fabel®«, »Familienbegleitung – von Anfang an«, »Baby da – was nun?«, »Ein Kurs für uns drei«, »Leben mit einem Neugeborenen«.
In diesen Kursen findet meist Gymnastik für die Mutter statt, Gespräche und Austausch mit anderen Müttern und Eltern, Babymassage, Stillberatung, Väter-Gespräche usw. Sie haben in solch einem Kurs also die Gelegenheit, alle Fragen und Unsicherheiten der ersten Zeit anzusprechen, können etwas für sich tun, für sich und Ihr Baby und für sich als Paar. Mit solch einem Kurs sparen Sie sich Termine für verschiedene Kurse wie Rückbildung, Mutter-Kind-Treffen, Babymassage. Schauen Sie sich die Angebote vor Ort an. Wichtig ist, andere Eltern zu treffen und die gegenseitigen Freuden und Nöte auszutauschen.

Adressen

Geburtsvorbereitung und Geburt

Gesellschaft für Geburtsvorbereitung, Familienbildung und
Frauengesundheit – Bundesverband e.V.
Tel.: 0 30/45 02 69 20
www.gfg-bv.de

Deutscher Hebammen Verband e.V. (DHV)
(ehemals: Bund Deutscher Hebammen e.V., BDH)
Tel.: 07 21/9 81 89-0
www.bdh.de

Bund freiberuflicher Hebammen Deutschlands e.V.
Tel.: 0 69/79 53 49 71
www.bfhd.de

Netzwerk der Geburtshäuser
Tel.: 0 69/71 03 44 75
www.geburtshaus.de, www.netzwerk-geburtshaeuser.de

Stillberatung

Aktionsgruppe Babynahrung e. V.
Tel.: 05 51/53 10 34
www.babynahrung.org

Arbeitsgemeinschaft Freier Stillgruppen e.V. (AFS)
Tel.: 02 28/3 50 38 71
www.afs-stillen.de

Berufsverband Deutscher Laktationsberaterinnen IBCLC e.V.
Tel.: 05 11/ 87 64 98 60
www.bdl-stillen.de

La Leche Liga e.V. (LLL)
Tel.: 05 71/4 89 46
www.lalecheliga.de

Mehrlinge
ABC-Club e.V. Internationale Drillings- und Mehrlings-Initiative
Tel.: 05 11/2 15 19 45
www.abc-club.de

Hilfe bei Komplikationen
Bundeszentrale für gesundheitliche Aufklärung BzgA
hilft u. a. beim Verzicht auf Rauch und Rausch
www.bzga.de

Deutscher Allergie- und Asthmabund e. V. (DAAB)
Tel.: 0 21 61/81 49 40
www.daab.de

Arbeitsgemeinschaft Gestose-Frauen e. V. (AGF)
Tel.: 0 28 35/26 28
www.gestose-frauen.de

Arbeitsgemeinschaft Down-Syndrom e. V.
Tel.: 0 42 36/9 41 01
www.down-syndrom.org

Das frühgeborene Kind e. V.
Hotline: 0 18 05/87 58 77; 0 69/58 70 09 90
www.fruehgeborene.de

Netzwerk gegen Selektion durch Pränataldiagnostik
Tel.: 02 11/6 40 04-0
www.bvkm.de

Verwaiste Eltern
Tel.: 03 41/9 46 88 84
www.veid.de

Initiative Regenbogen Glücklose Schwangerschaft e. V.
Tel.: nach Regionen auf der Webseite angegeben
www.initiative-regenbogen.de

Schatten und Licht – Krisen rund um die Geburt
www.schatten-und-licht.de

Weitere wichtige Adressen

Arbeitskreis Neue Erziehung e. V.
Tel.: 0 30/25 90 06-0
www.arbeitskreis-neue-erziehung.de

Bundesverband allein erziehender Mütter und Väter e. V.
(VAMV)
Tel.: 0 30/6 95 97 86
www.vamv.de

Deutsche Liga für das Kind
Partnerschaft für Eltern, Kind und Familie
Tel.: 0 30/28 59 99 70
www.liga-kind.de

ISPMM – Internationale Studiengemeinschaft für pränatale und
perinatale Psychologie und Medizin
Tel.: 0 62 21/89 27 29
www.isppm.de

Literatur

> Albrecht-Engel, I.; Albrecht, M.:
Schwangerschaft und Geburt –
Monat für Monat bewusst erleben.
München (Gräfe & Unzer) 2009.

> Albrecht-Engel, I.; Albrecht, M.:
Kaiserschnitt-Geburt (zu bez. über
die Autorin – ebenso wie Kaiser-
schnitt-Filme: Burckhardtstr. 32,
34346 Hann. Münden, E-Mail:
Albrecht-Engel@t-online.de).

> Klein, M.; Weber, M.: Das macht
Sie fit nach der Geburt. Ganzheit-
liche Rückbildung: Für ein gutes
Körpergefühl und innere Aus-
geglichenheit. Weinheim (Beltz)
2010.

> Lothrop, H.: Das Stillbuch. München (Kösel) 2006.

> Nilsson, L.: Ein Kind entsteht.
Bilddokumentation über die Entwicklung des Lebens im Mutter-
leib. Gütersloh (Goldmann) 2009.

> Odent, M.: Geburt und Stillen –
Über die Natur elementarer Erfahrungen. München (C. H. Beck)
2006.

Impressum

Herausgeber und Lektorat
Bernhard Schön

**Umschlagkonzept und
-gestaltung; Innenlayout**
Büro Hamburg, Anja Grimm

Satz und Herstellung
Nancy Püschel

Druck und Bindung
Beltz Druckpartner, Hemsbach

1. Auflage 2010
ISBN 978-3-407-22507-8

Unter Mitwirkung von
Dr. Manfred Albrecht, Edeltraut
Edlinger, Elisabeth Geisel, Helen
Heinemann, Gabriele Kemmler,
Brigitte Maas, Eva Mielke, Han-
nelore Ruppert und Thea Vogel

Bildnachweis
Umschlagabbildung; S. 1:
© Getty Images/Tomm Grill
S. 2, 3, 6, 10, 25, 27–31, 34, 39, 47,
50, 55, 56, 58, 61, 69, 95, 96, 102,
123: © Angelika Salomon
S. 5: © mauritius images/
Dani Rodríguez
S. 41: © Axel Raatz
S. 44: © mauritius images/
Juice Images
S. 83: © mauritius images/
SuperStock
S. 118: © mauritius images/
Uppercut Independent
S. 132: © mauritius images/
Radius Images
S. 138: © mauritius images/
Marina Raith

In Zusammenarbeit mit:

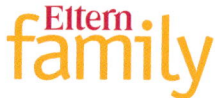

® ELTERN ist eine Marke der Gruner + Jahr
AG & Co. KG. Alle Rechte vorbehalten.

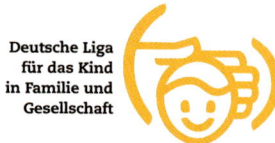

® ELTERN family ist eine Marke der Gruner + Jahr
AG & Co. KG. Alle Rechte vorbehalten.

**Deutsche Liga
für das Kind
in Familie und
Gesellschaft**

*Initiative gegen
frühkindliche
Deprivation e.V.*